らめきパズルの実践で

脳を毎日強化し
認知機能を高めて
物忘れを遠ざけましょう!

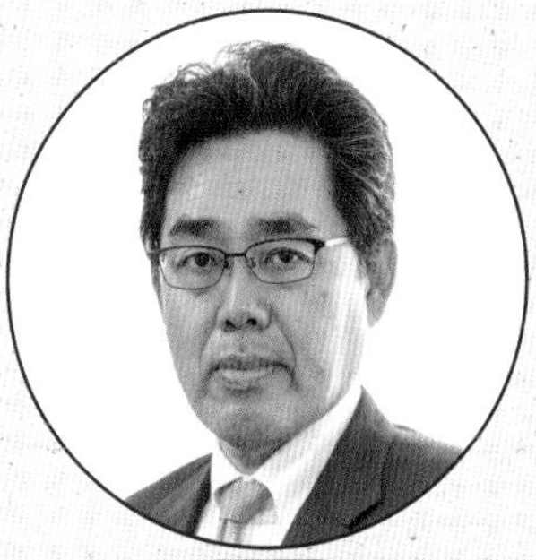

監修
東北大学教授
川島隆太（かわしまりゅうた）

川島隆太先生 プロフィール

1959年、千葉県生まれ。1985年、東北大学医学部卒業。同大学院医学研究科修了。医学博士。スウェーデン王国カロリンスカ研究所客員研究員、東北大学助手、同専任講師を経て、現在は東北大学教授として高次脳機能の解明研究を行う。脳のどの部分にどのような機能があるのかという「ブレイン・イメージング」研究の日本における第一人者。

脳の機能は20歳ごろをピークに
低下していくといわれています。
脳の機能が低下して認知機能が衰えると
「物忘れ」に悩まされるようになります。

脳は使わなければ衰えるばかりです。
逆に、脳を積極的に使えば、
年齢に関係なく、衰えた機能を
取り戻すことができます。

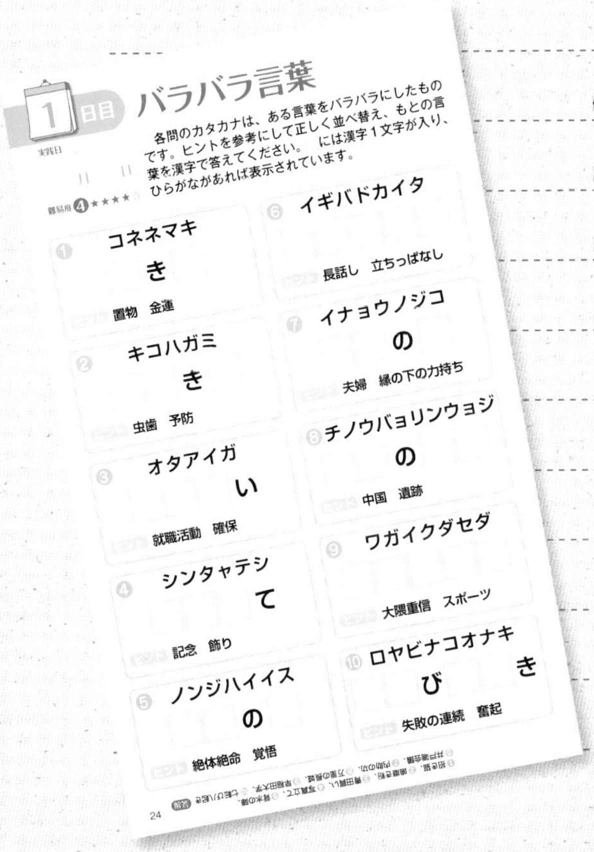
1日目 バラバラ言葉
各問のカタカナは、ある言葉をバラバラにしたものです。ヒントを参考にして正しく並べ替え、もとの言葉を漢字で答えてください。　には漢字1文字が入り、ひらがながあれば表示されています。
実践日 月 日
難易度4★★★★
1 コネネマキ き 置物 金運
2 キコハガミ き 虫歯 予防
3 オタアイガ い 就職活動 確保
4 シンタヤテシ て 記念 飾り
5 ノンジハイイス の 絶体絶命 覚悟
6 イギバドカイタ 長話し 立ちっぱなし
7 イナョウノジコ の 夫婦 縁の下の力持ち
8 チノウバョリンウョジ の 中国 遺跡
9 ワガイクダセダ 大隈重信 スポーツ
10 ロヤビナコオナキ び き 失敗の連続 奮起
24

脳の機能は、漢字や言葉などの
問題を解くことで向上します。
そのために役立つのが
『漢字脳活ひらめきパズル』シリーズです。

本書の漢字パズルを行うと、
脳の血流が増え、活性化することが、
科学的な試験で確かめられています。
毎日の漢字パズルの実践で脳を強化して
物忘れを遠ざけましょう。

毎日脳活スペシャル

漢字脳活 ひらめきパズル㉑

女優

宮崎美子さん

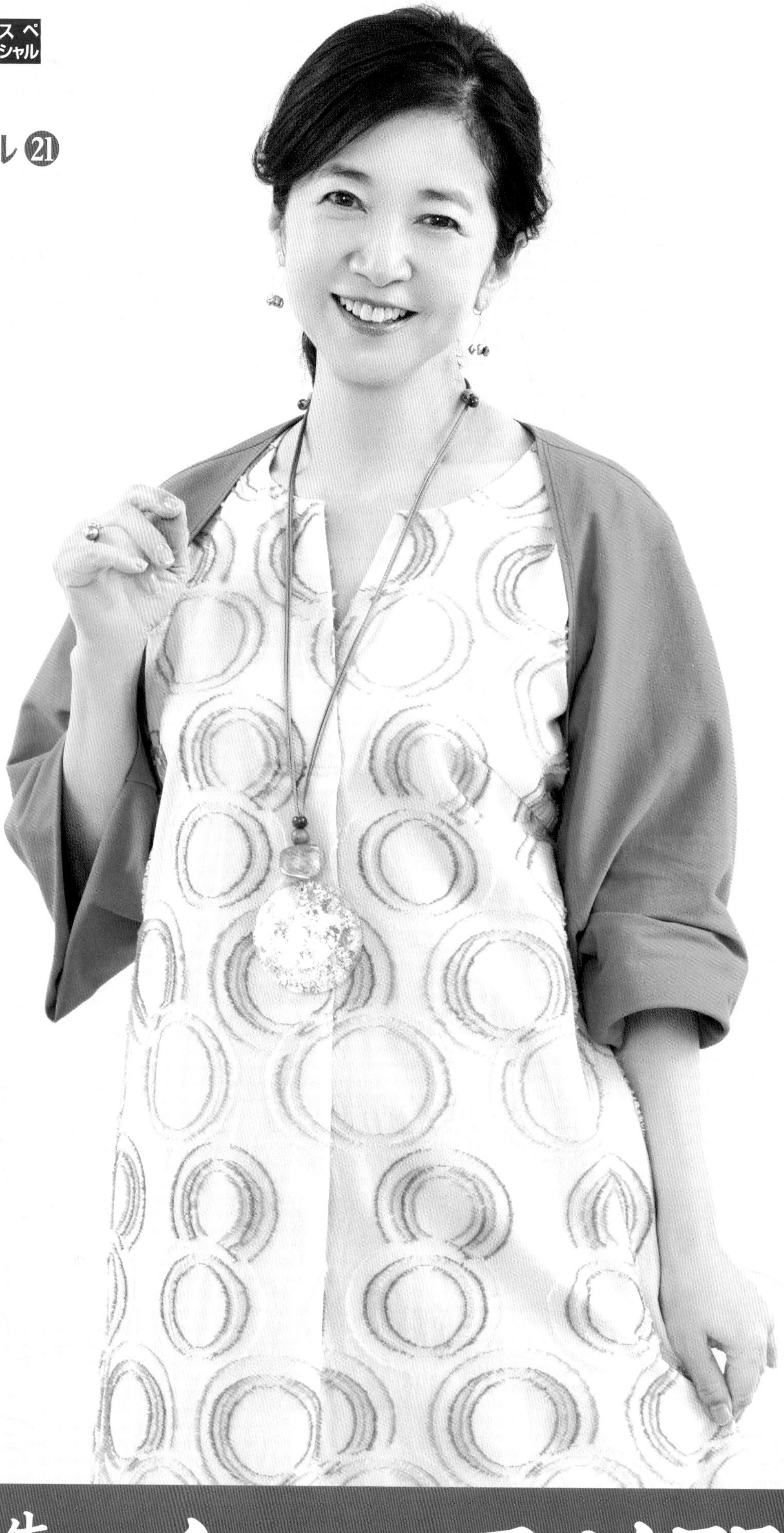

高校の先生、
著名写真家、
女優の大先輩

私が影響を

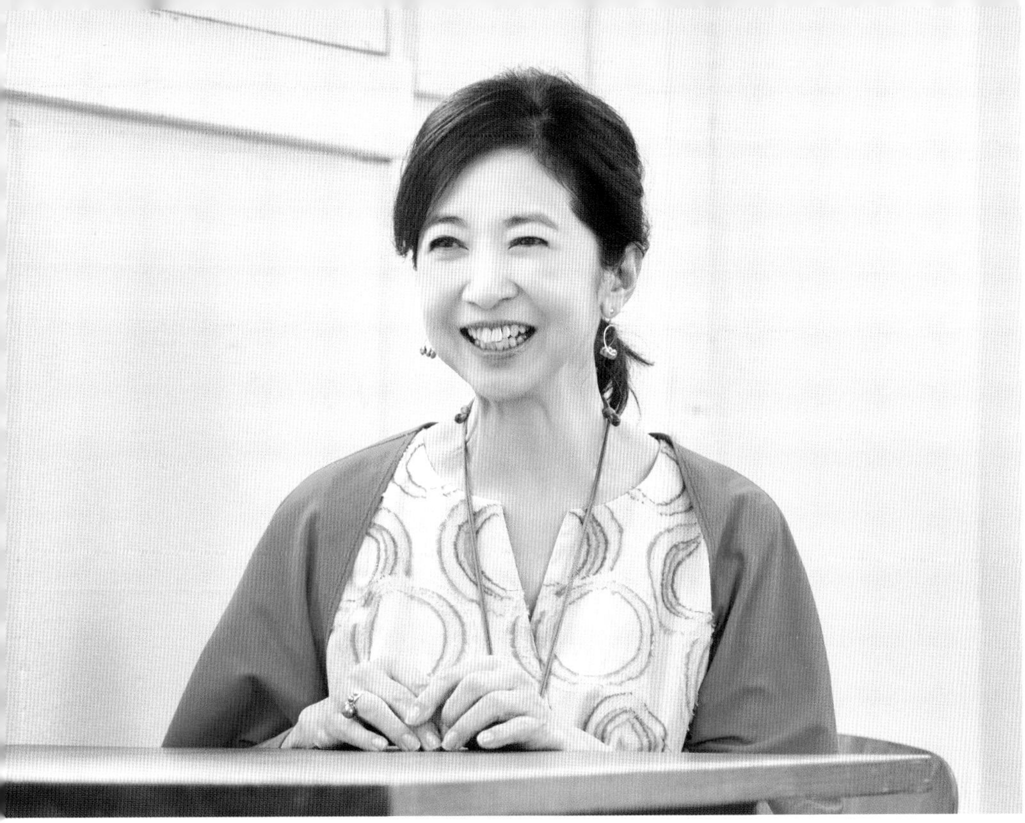

進む道を決定づけてくれた篠山紀信さんの言葉

私が芸能界に入るきっかけになったのは、写真家の篠山紀信さんとの出会いでした。

地元・熊本大学の学生だったころ、『週刊朝日』で篠山さんが女子大生を表紙モデルとして撮影するという企画に応募したんです。幸運にもそのオーディションで合格し、上京して篠山さんに撮影をしていただき、『週刊朝日』の表紙を飾らせていただきました。

しかも、その直後に、篠山さんから「カメラ会社のCMに出てくれる一般の女性を探しているんだけど、やってみないか？」とお誘いをいただき、海外ロケということもあって、お引き受けしたんです。すると、今度はそのCMがTBSのプロデューサーの目に留まって、女優としてデビューすることになりました。

つまり、篠山さんとの出会いが、私がこの世界に入るきっかけになったといっても過言ではないんです。

篠山さんは、私が初めてお会いしたプロのカメラマンでした。プロのカメラマンって厳しい方なんだろうな、って思っていたんですが、篠山さんは現場でもいつもにこやかで、くりくりした瞳と笑顔でまわりを明るくする方でした。もちろん、撮影に入ると厳しい顔もお見せになるんですけど。

本格的に芸能のお仕事をさせていただくようになってからも、篠山さんいは節目節目でお目にかかることがあって。そのたびに、お仕事の相談などを聞いていただいたこともありました。

いつのころだったか、篠山さんにお会いしたさい、「報道キャスターのような仕事に本格的に取り組みたいと思っているのですが、どうでしょうか？」と相談したことがあったんです。実は私、大学時代はアナウンサー志望だったこともあったんです。

すると篠山さんが開口一番「女優っていうのはなんにでもなれる、素晴らしい職業なんだよ。そんな一番おもしろい仕事をしているのに、もったいない」っておっしゃって。「報道キャスターという仕事は、きちんと勉強して、現場で経験を積んでいかないとできない仕事だから、君にはもう無理だよ」ともいわ

受けた人たち

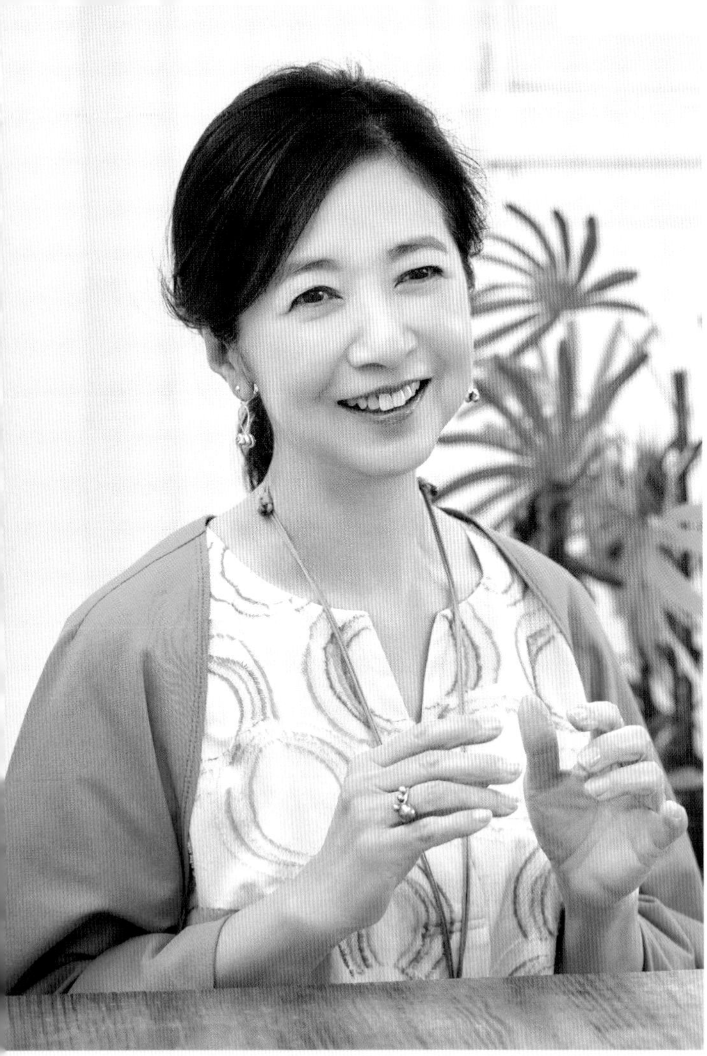

宮崎美子さん　*profile*

1958年、熊本県生まれ。
1980年に篠山紀信氏の撮影で『週刊朝日』の表紙に掲載。同年10月にはTBSテレビ小説『元気です！』主演で本格的デビュー。
2009年には漢字検定１級を受けて見事に合格。現在では映画やドラマ、バラエティ番組と幅広く活躍している。2020年にデビュー40周年を迎えた。

れました。確かにそのとおりですよね。

でも、その篠山さんのお言葉が、以後の私の進む道を、はっきりと示してくださったんです。本当に、篠山さんとの出会いがなければ、今の私はありません。

数年前、デビュー40周年の記念に作成したカレンダーの撮影を、篠山さんにお願いしました。撮影が終わったさい、「10年後のデビュー50周年のときもお願いします」とお願いしたら「それは無理でしょ」と大笑いされていました。あのときの笑顔は心の中にずっと残っています。

篠山さんは、2024年１月４日にお亡くなりになりました。もうお目にかかれないと思うと、さびしい気持ちでいっぱいです。「激写」などの女性の撮影が有名ですが、震災の被災地なども被写体として選ぶなど、自分の見えている世界を自分の感性でとらえて人に伝えるという、カメラマンとしてのお仕事を全うされた方だったと思います。

生徒全員を公平に叱る高校の生物の先生

芸能界に入って40年以上、人生ではそれ以上の年月を過ごして、篠山さんのほかにも、さまざまな方に影響を受けてきました。

まず思い浮かぶのは、高校時代の生物の先生です。決して優しいっていう感じの先生ではなかったんですけど、生徒全員を公平に叱ってくださる。その姿勢が大好きでした。その先生のおかげで生物が大好きになって、それがその後の自然遺産を訪ねるテレビ番組への出演といった仕事に結びついているんだな、という実感があります。

高校は１年で転校して、その先生とは離れてしまったんですけど、高校３年になって進路を決めるさい、転校先からその先生のところへ相談に行ったこともありました。生物の先生らしく、大学の海洋学部への進学をすすめてくださったことを覚えています。結局、文系の学部に進学しましたけど。

ずいぶん厳しいこともいわれましたが、内容はいつも的確で、ブレがないんですよね。一度、「先生、テストの出来が悪いときに怒るのはいいんですけど、よかったときはほめてください」ってお願いしたら、ちゃんとほめてくださいました。

ずっと生物や植物の野外研究を行っていらっしゃったので、色黒で細身の体つきが印象的で、生徒に人気のある先生でした。

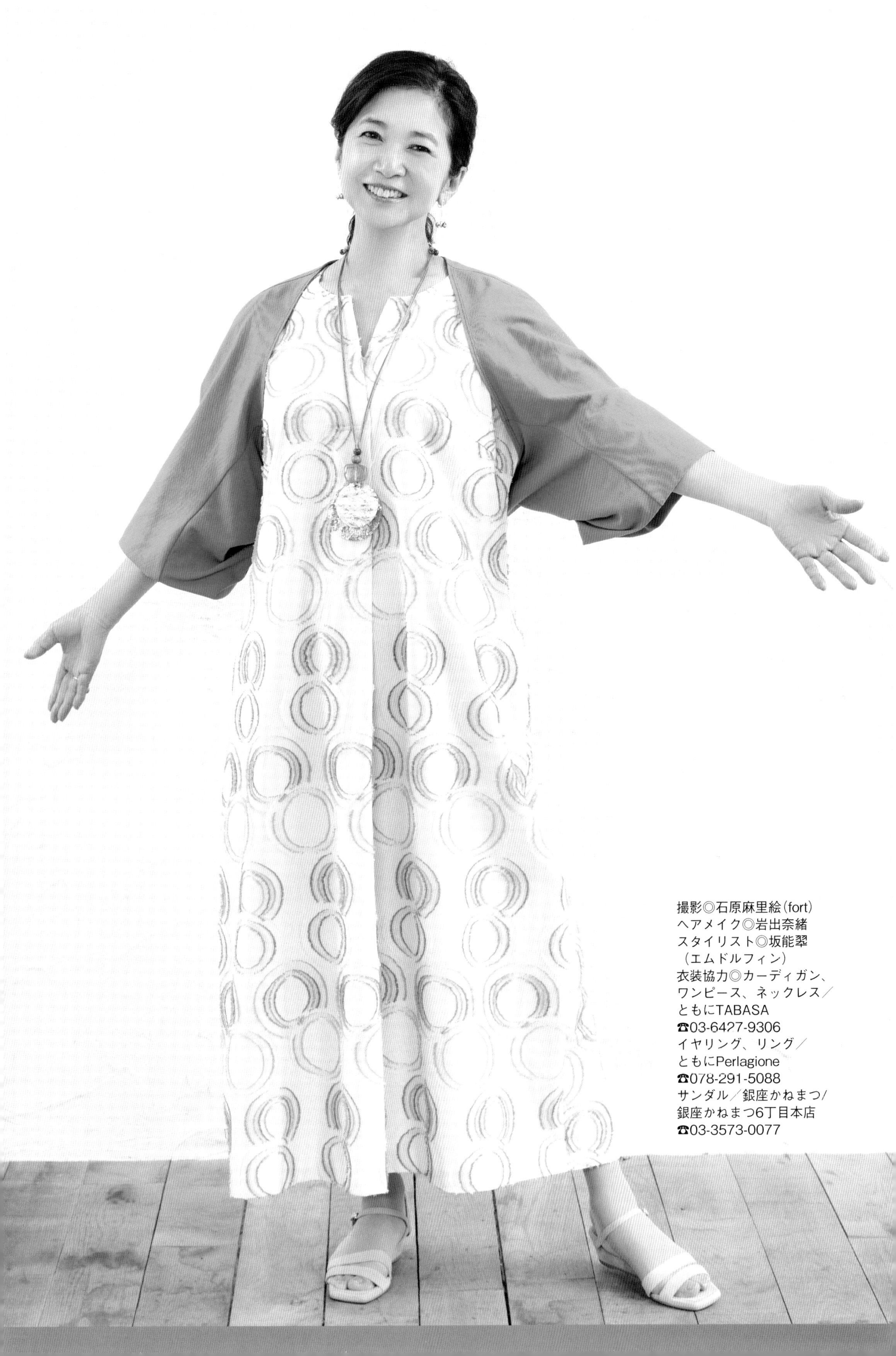

撮影◎石原麻里絵（fort）
ヘアメイク◎岩出奈緒
スタイリスト◎坂能翠
（エムドルフィン）
衣装協力◎カーディガン、
ワンピース、ネックレス／
ともにTABASA
☎03-6427-9306
イヤリング、リング／
ともにPerlagione
☎078-291-5088
サンダル／銀座かねまつ/
銀座かねまつ6丁目本店
☎03-3573-0077

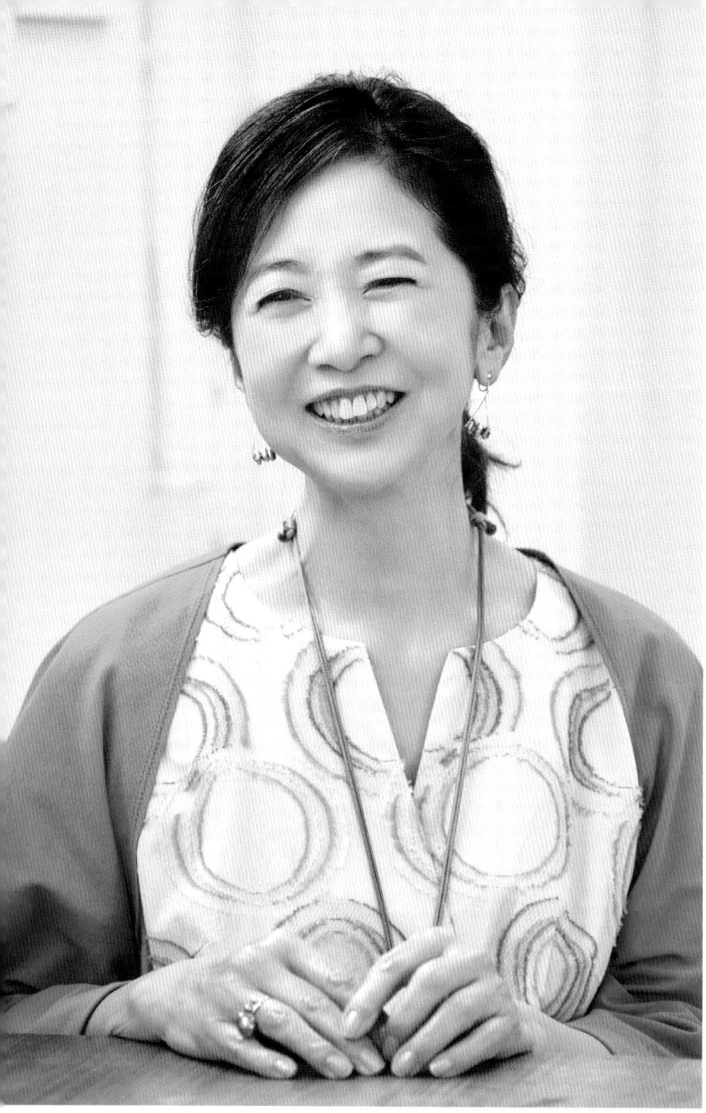

厳しい中にも優しさを忘れない女優の大先輩

女優のお仕事をする中で、影響を受けた方はたくさんいます。

私の大先輩、加賀まりこさんのことをお話ししましょう。加賀さんとは、誕生日が同じなんです。

初めてドラマでご一緒させていただいたときは、加賀さんと私で詐欺師の姉妹の役。私が妹で、加賀さんがお姉さん。

演技に関しては、とても厳しい方です。初共演のドラマで加賀さんと２人で車に乗って私が運転するシーンがあったんですけど、ブレーキを踏むタイミングが遅れて肝を冷やしたことがあったんです。事故にならなくてよかったとホッとした私に、加賀さんがボソッと「ちょっとあんた、怖いじゃない」。私は加賀さんのそのひと言が怖かった（笑）。

その後、お話しをするうちに、誕生日が同じことがわかって。すると、加賀さんから「あんた、（加賀さんと同じ誕生日なので）強い星のもとに生まれているのよ」っていわれたんです。それがとてもうれしくて、勇気づけられました。

それ以来、毎年、加賀さんの誕生日、つまり私の誕生日でもあるんですけど、その日にはバースデーカードをお送りしているんです。お返事はいただいたりいただかなかったりなんですけど、お返事には必ず、仕事へのアドバイスが書き添えてあるんですね。勉強になるものばかりで、とても感謝しています。

ところが、ある年、バースデーカードを送らなかったことがあったんです。忘れていたわけではないし、同じ誕生日なので忘れるはずもないんですけど、公私とも余裕がなかった時期だったのかな。

すると、加賀さんから私のマネージャーに「カードがこないんだけど、彼女は元気なの？　大丈夫なの？」と連絡をいただいたんです。ああ、お返事がなくても、いつも気にかけてくださっているんだな、って感激しました。もちろんカードはすぐに送りました。

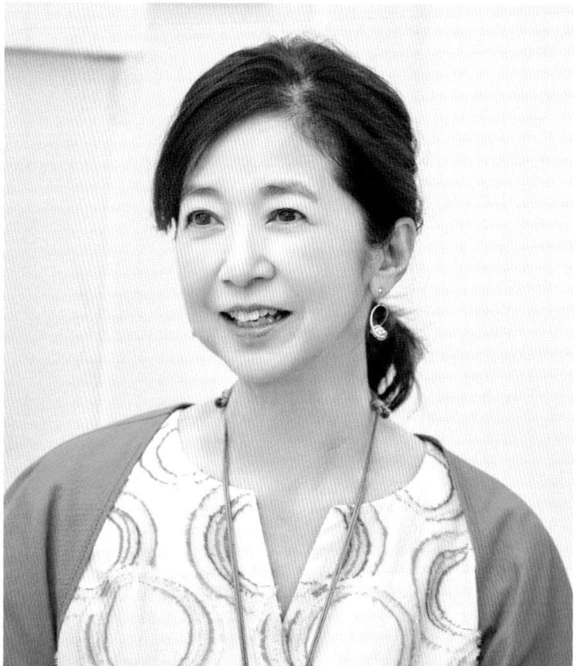

厳しい中にも優しさを忘れない、こういう方って本当に素敵です。

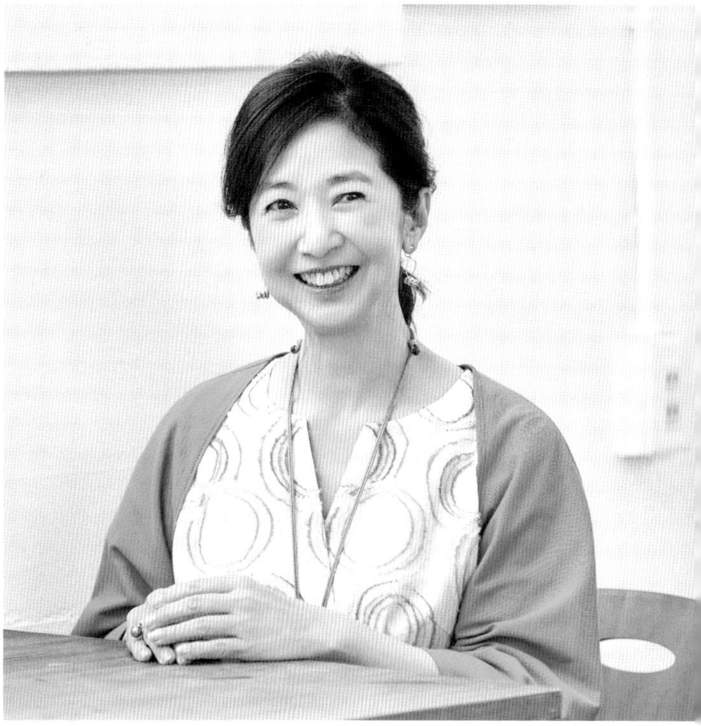

俳優の後輩たちにいい影響を与えられるように

私の尊敬する方や影響を受けた方には、仕事や人生で１本の筋が通っていて、そのうえで周囲への気配りを忘れない。そんな方が多いような気がします。

そんな私も、仕事現場で最年長になることが珍しくなくなってきました。私自身まだまだ勉強中ですが、後輩たちに少しでもいい影響を与えられる存在になれればいいなと思っています。

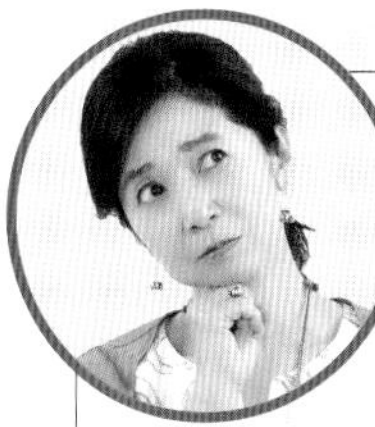

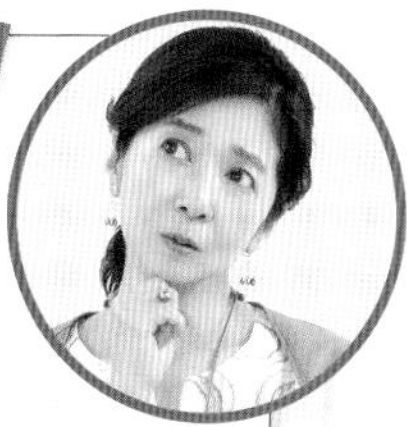

今月のおまけトリビア

宮崎美子の気になる漢字クイズ

記事でお話しさせていただきました、高校時代の生物の先生。先生が研究されていたのが「羊歯」。これが今回の問題です。「ヒツジの歯」と書きますが、植物の名前です。さて何と読むでしょう？

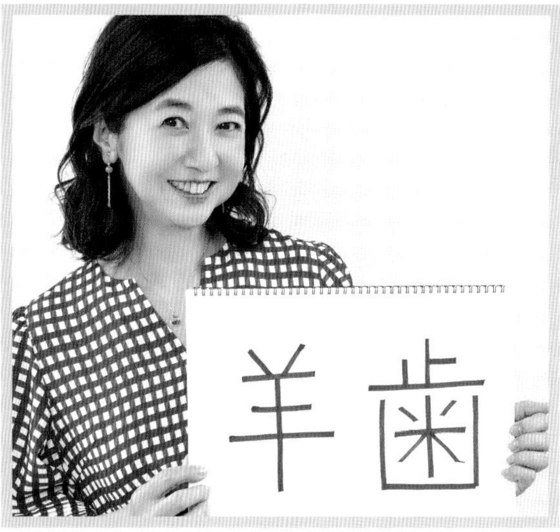

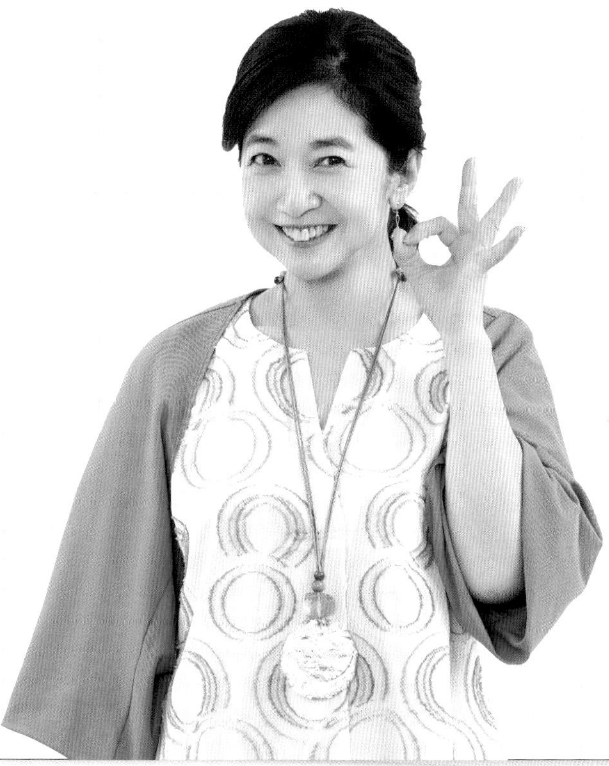

正解は「**シダ**」でした。

緑色の小さい葉が規則正しく並ぶ様子が、羊の歯に似ていることから「羊歯」と書くようになったといわれています。羊（ヒツジ）にまつわる漢字って多いですよね。私の名前「美子」の「美」も「羊が大きい」という意味なんです。

宮崎美子さんが出題！

漢字教養トリビアクイズ㉑

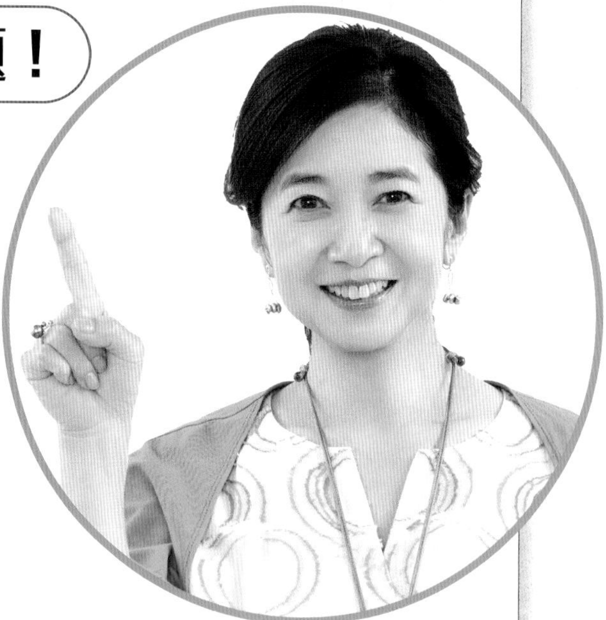

21回目を迎えた「漢字教養トリビアクイズ」。今回の最初の問題は「日本の犬クイズ」です。どの犬も、とても賢そうでかわいい！

犬といえば、モンゴルを訪れて現地の遊牧民の方と暮らしたときのことを思い出します。彼らは１軒のゲル（遊牧民が住む円形のテント）で２匹の犬を養っています。水をくむために移動するさい、犬が先導してくれるんです。途中、別の家族が住むゲルの近くを通ると、そこで飼っている犬との会話？　が始まります。犬どうしの話が終わるとまた先へ進むのですが、その間、人間はずっと待っています（笑）。

厳しくしつけられながらも、野性味を失わないモンゴルの犬たち。犬と人間の関係の原点を見たような気がしました。

宮崎美子さんが出題！漢字教養トリビアクイズ㉑ 目次

1 日本の犬クイズ

かわいらしい日本原産の犬を集めました。写真と説明文をもとに、犬の種類を漢字で書き込んでください。

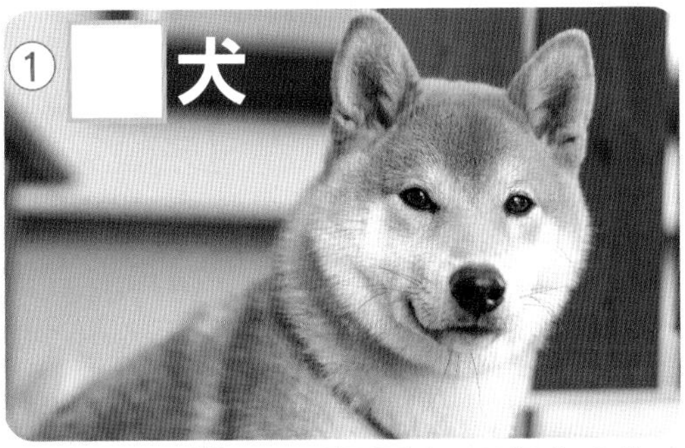

くるっと巻いた尻尾と三角にピンと立った耳が特徴的

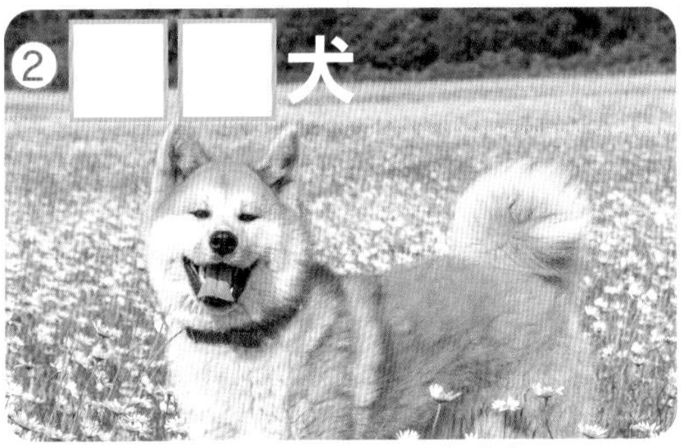

「忠犬ハチ公」はこの犬種

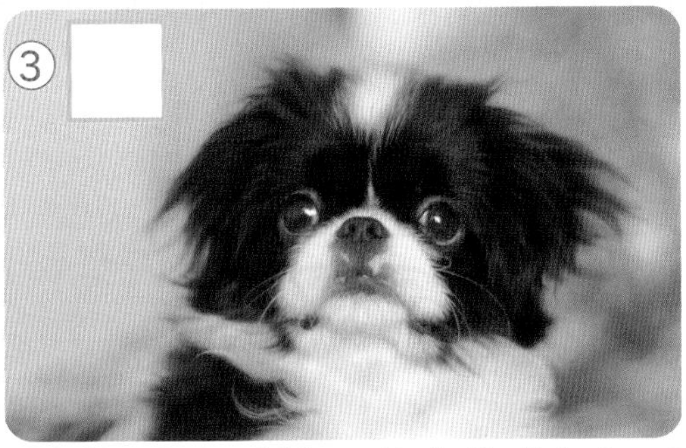

徳川綱吉の時代にお座敷犬として江戸城で飼われていた

④□□犬

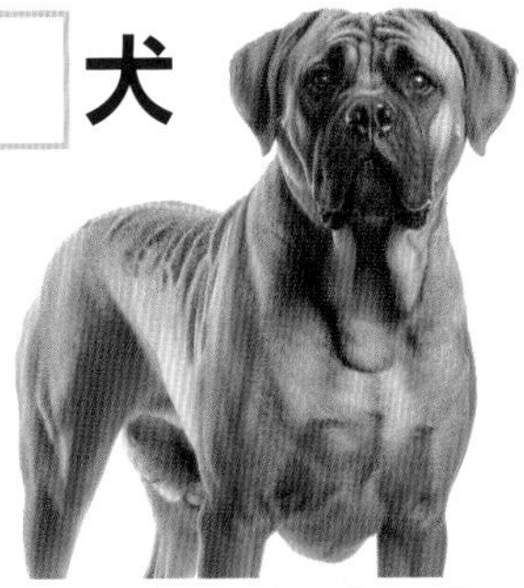

闘犬種として有名な大型の犬

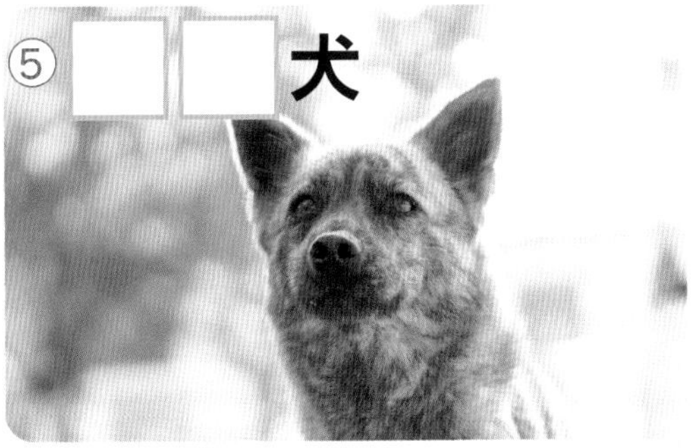

山梨県原産の日本犬

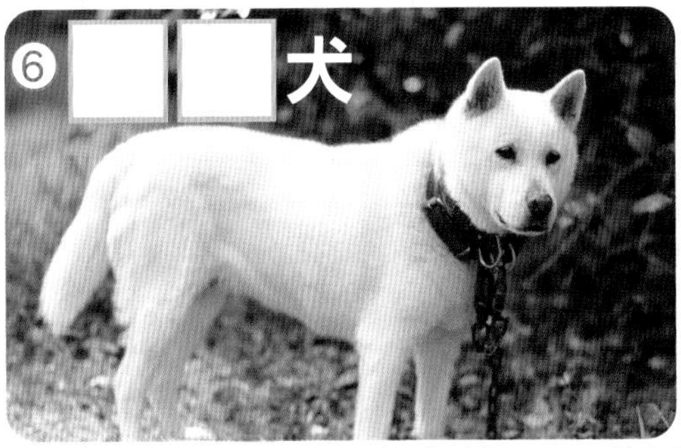

ハマグリ型の目が印象的な三重県から和歌山県原産の日本犬

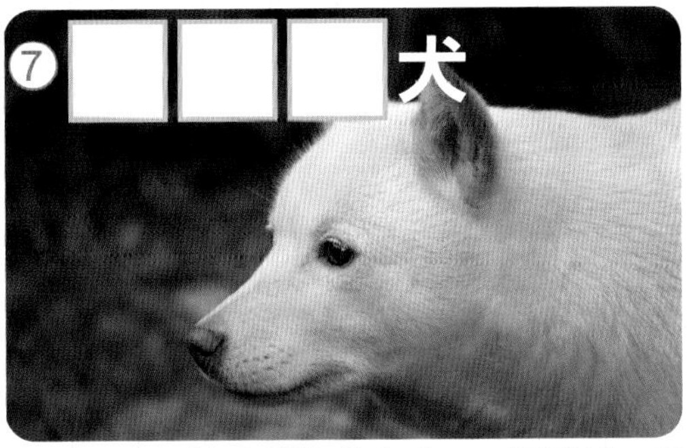

アイヌ民族が猟犬として飼育してきた犬

実は私、父の転勤が多く社宅住まいが長かったこともあって、家で犬を飼っていたことがないんです。

問題③は犬種はわかりやすいかもしれないけど、漢字で書くのは難しいかな～。

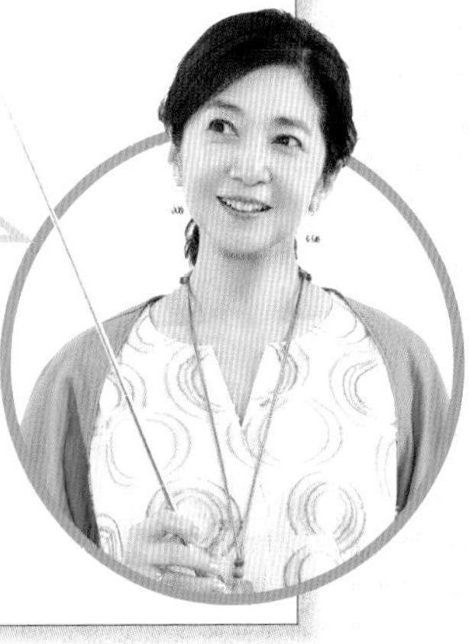

2 大・小四字熟語クイズ

「大」または「小」の漢字を含む四字熟語を集めました。□の中に大または小の漢字を入れ、正しい四字熟語を完成させてください。両方とも含む言葉もあります。

① □盤振舞
② 軽薄短□
③ □春日和
④ □人閑居
⑤ 東京□学
⑥ 出雲□社
⑦ 中□企業
⑧ 広□無辺
⑨ 後生□事
⑩ 夜郎自□
⑪ □便□僧
⑫ □同□異
⑬ 針□棒□
⑭ □河□説

3 ことわざ漢字クイズ

ヒントの中から□に当てはまる漢字を入れて、①～⑧のことわざを完成させてください。

① □は三日飼えば三年恩を忘れぬ
② □の下の力持ち
③ 刀折れ□尽きる
④ 疑心□鬼を生ず
⑤ 腐っても□
⑥ 弘法□を選ばず
⑦ 地獄の沙汰も□次第
⑧ □が豆鉄砲を食ったよう

ヒント
矢　筆　金　鳩
犬　暗　縁　鯛

問題⑦の「沙汰（さた）」とは「物事の善悪・是非を見分けて定めること」をいいます。つまり地獄の沙汰とは、閻魔（えんま）大王が下す判決のことですね。本当に□次第なんでしょうか……？

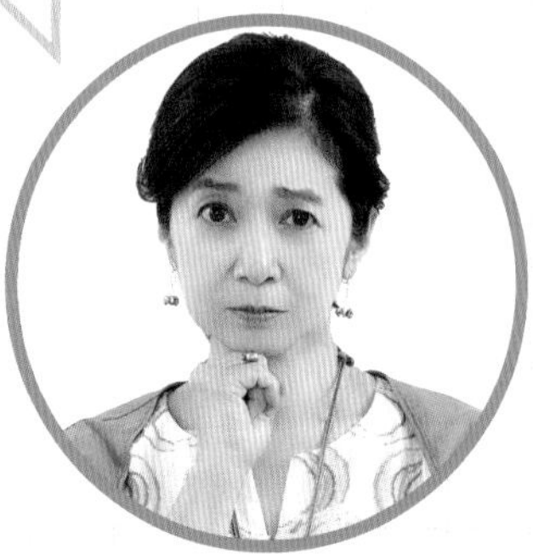

4 『坊っちゃん』の当て字クイズ

明治を代表する作家・夏目漱石は、作中で「当て字」を多く使用したことで知られています。

各問は、漱石の代表作『坊っちゃん』から選んだ当て字の一部です。①～⑬の赤字部分の読み方を解答欄に書いてください。

① 何という物数奇だ ⇒

② 見すぼらしい服装をして ⇒

③ 身体の関節が非常に痛かったのが ⇒

④ なんで田舎の学校はそう理窟が分らないんだろう。焦慮いな ⇒

⑤ そんな事で威嚇かされてたまるもんか ⇒

⑥ どこの国に流行ると思ってるんだ ⇒

⑦ 無暗に仰山な音がするので少し弱った ⇒

⑧ 先祖代々の瓦落多を二束三文に売った ⇒

⑨ 独りで極めて一人で喋舌るから ⇒

⑩ ただはずれに見える月あかりが目標だ ⇒

⑪ よくない仕打だ。まるで欺撃ですね ⇒

⑫ ぽかんぽかんと両人でなぐったら ⇒

⑬ おれは焦っ勝ちな性分だから ⇒

5 塩の振り方クイズ

各問は、料理における塩に関する用語です。説明文に当てはまるよう、□に漢字を書き込んでください。

① □り塩　材料に直接塩を振りかけること

② □塩　水にぬらした和紙に目的物を包んでその上から塩を振ること

③ □□塩　魚を焼く直前に、焼き上がりを美しく見せるため、焼く直前に塩を振ること

④ □塩　魚などに薄い塩味をつけること

⑤ □び塩　塩辛い食品の塩分を抜くために、薄い塩水に浸すこと

6 読めるけど書けない漢字クイズ

「なんとなく読めるけど、いざ書くのは難しい」という言葉を集めました。ヒントから漢字を選んで、各問のひらがなを漢字で書いてください。間違えないように正確に書き取りましょう。

① らくたん ⇒ □□

② すいたい ⇒ □□

③ しょうちゅう ⇒ □□

④ じょうじゅ ⇒ □□

⑤ しゃだん ⇒ □□

⑥ けいもう ⇒ □□

⑦ いわゆる ⇒ □□

⑧ どとう ⇒ □□

私の故郷・熊本県は問題③の名産地！　特に米しょうちゅうが有名で、「球磨（くま）」しょうちゅうとして知られています。

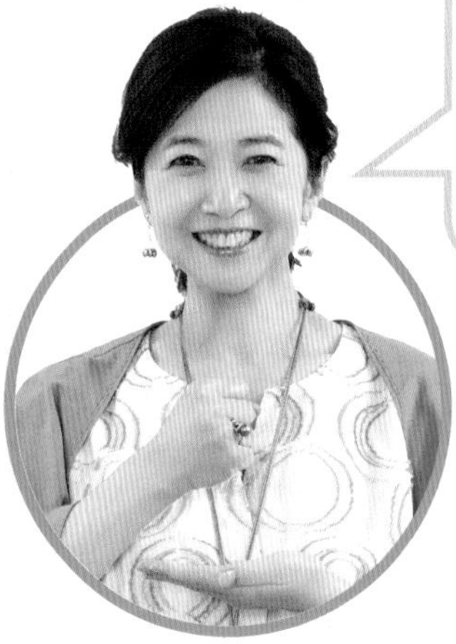

ヒント

胆　酎　退　涛　衰　啓
落　焼　断　所　遮　就
成　怒　謂　蒙

7 俳句穴埋めクイズ

日本の代表的な俳人の詠んだ俳句を集めました。ヒントから漢字を選んで、俳句を完成させてください。

① めでたさも中くらいなりおらが□	小林一茶（こばやしいっさ）
② 古池や□飛び込む水の音	松尾芭蕉（まつおばしょう）
③ □の花や月は東に日は西に	与謝蕪村（よさぶそん）
④ □くへば鐘が鳴るなり法隆寺	正岡子規（まさおかしき）
⑤ 遠山に□の当たりたる枯野かな	高浜虚子（たかはまきょし）
⑥ 朝顔やつるべとられてもらひ□	加賀千代女（かがのちよじょ）
⑦ □一輪一輪ほどの暖かさ	服部嵐雪（はっとりらんせつ）
⑧ 目には青葉□ほととぎす初鰹	山口素堂（やまぐちそどう）
⑨ 降る□や明治は遠くなりにけり	中村草田男（なかむらくさたお）
⑩ 学問のさびしさに堪へ□をつぐ	山口誓子（やまぐちせいし）
⑪ 赤い椿□い椿と落ちにけり	河東碧梧桐（かわひがしへきごとう）
⑫ □を見せ表を見せて散るもみじ	良寛（りょうかん）
⑬ たんぽぽや日はいつまでも大□に	中村汀女（なかむらていじょ）
⑭ 行水の捨てどころなし□の声	上島鬼貫（うえじまおにつら）

ヒント

虫	空	梅	雪	春	山	水
炭	白	日	菜	裏	柿	蛙

8 口(くち)へんの漢字クイズ

口へんの漢字を集めました。口へんにヒントの文字を合わせて、各問のひらがなを漢字で書いてください。かっこ内のひらがなは送り仮名です。

① かな(う) ⇒ □	⑦ ほ(える) ⇒ □	⑬ めい ⇒ □
② たた(く) ⇒ □	⑧ あじ ⇒ □	⑭ いん ⇒ □
③ きゅう ⇒ □	⑨ じゅ ⇒ □	⑮ うた ⇒ □
④ と ⇒ □	⑩ こ ⇒ □	⑯ ゆい ⇒ □
⑤ きつ ⇒ □	⑪ さ(く) ⇒ □	⑰ つば ⇒ □
⑥ ふ(く) ⇒ □	⑫ せき ⇒ □	⑱ かん ⇒ □

ヒント
土　卩　貝　及　垂　隹　兄　亥　乞
奐　乎　十　欠　关　因　未　鳥　犬

9 必殺技クイズ

子供のころ（大人になっても？）ヒーロー、ヒロインの必殺技にワクワクした人は少なくないのではないでしょうか。そんな必殺技の問題です。各問の登場人物（かっこ内は作品名）が得意とする必殺技の名前を漢字で書きこんでください。

① ウルトラマン(ウルトラマン) ⇒ スペシウム□□（こうせん）

② 孫悟空(ドラゴンボール) ⇒ かめはめ□（は）

③ 星飛雄馬(巨人の星) ⇒ □（き）える□□（ま きゅう）

④ 沖田総司(燃えよ剣ほか) ⇒ □□□（さんだんづ）き

⑤ 風の小六(紅孔雀) ⇒ □□（ふうじん）の□（じゅつ）

⑥ 多羅尾伴内(多羅尾伴内) ⇒ □□□（しちへんげ）

10 カタカナ語⇒漢字変換クイズ

日常生活の中でよく目や耳にするカタカナ語を集めました。各問のカタカナ語とほぼ同じ意味を持つ言葉をヒントから選び、書き込んでください。

問題②コラボレーションは「コラボ」といういい方もしますよね。私のYouTubeチャンネル「よしよし。宮崎美子ちゃんねる」でも、業界の垣根を超えてさまざまな方とコラボしています。

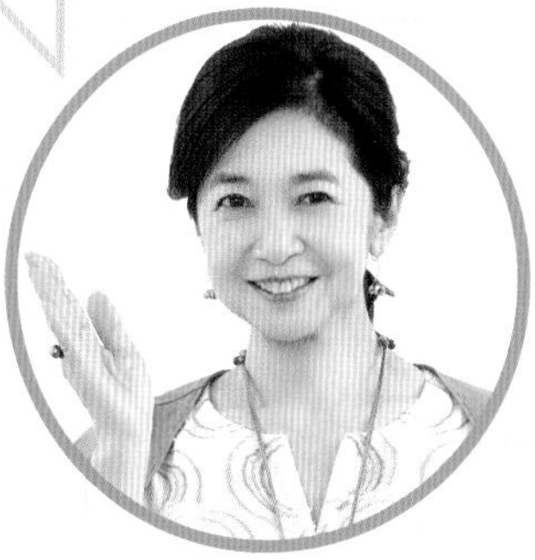

① グローバル ⇒ ［　　］

② コラボレーション ⇒ ［　　］

③ セキュリティー ⇒ ［　　］

④ デイサービス ⇒ ［　　］

⑤ パートナーシップ ⇒ ［　　］

⑥ ハイブリッド ⇒ ［　　］

⑦ ユニバーサルデザイン ⇒ ［　　］

⑧ リニューアル ⇒ ［　　］

ヒント

万人向け設計
刷新　日帰り介護
地球規模　安全
共同制作
協力関係　複合型

11 二字熟語完成クイズ

二字熟語の漢字を、いくつかの部品に分け、同じ大きさにして並べ替えました。例にあるように、部品を組み合わせて二字熟語を完成させてください。

【例】一＋大＋日＋青 ⇒ 晴天

① 共＋侖＋言＋田 ⇒ ［　］［　］

② 木＋糸＋吉＋冓 ⇒ ［　］［　］

③ 月＋北＋京＋日 ⇒ ［　］［　］

④ 古＋自＋心＋女 ⇒ ［　］［　］

⑤ 糸＋寺＋日＋合 ⇒ ［　］［　］

⑥ 奉＋金＋木＋失 ⇒ ［　］［　］

⑦ 寸＋心＋刃＋而 ⇒ ［　］［　］

⑧ 欠＋可＋矢＋豆＋可 ⇒ ［　］［　］

漢字教養トリビアクイズ㉑ 解答

1 日本の犬クイズ

①柴犬、②秋田犬、③狆（ちん）、④土佐犬、⑤甲斐犬、⑥紀州犬、⑦北海道犬

2 大・小四字熟語クイズ

①大盤振舞、②軽薄短小、③小春日和、④小人閑居、⑤東京大学、⑥出雲大社、⑦中小企業、⑧広大無辺、⑨後生大事、⑩夜郎自大、⑪小便小僧、⑫大同小異、⑬針小棒大、⑭大河小説

3 ことわざ漢字クイズ

①**犬は三日飼えば三年恩を忘れぬ**　意味：犬は飼い主に懐きやすく、よく従うこと

②**縁の下の力持ち**　意味：人知れず努力をしている人

③**刀折れ矢尽きる**　意味：物事に立ち向かう方策がなくなること

④**疑心暗鬼を生ず**　意味：なんでもないことにまで恐れおののくこと

⑤**腐っても鯛（たい）**　意味：本当に立派なものは、どんな状況下でもその品格を保ちつづけること

⑥**弘法筆を選ばず**　意味：達人の域に達すればどのような状況でも失敗しないこと

⑦**地獄の沙汰も金次第**　意味：世の中、金があればなんでも解決できる

⑧**鳩が豆鉄砲を食ったよう**　意味：突然の出来事にあっけにとられ、きょとんとしているようす

4 『坊っちゃん』の当て字クイズ

①ものずき、②なり、③ふしぶし、④じれったい、⑤おどかされて、⑥はやる、⑦ぎょうさん、⑧がらくた、⑨しゃべる、⑩めじるし、⑪だましうち、⑫ふたり、⑬せっかち

5 塩の振り方クイズ

①振り塩、②紙塩、③化粧塩、④甘塩、⑤呼び塩

6 読めるけど書けない漢字クイズ

①落胆、②衰退、③焼酎、④成就、⑤遮断、⑥啓蒙、⑦所謂、⑧怒涛

7 俳句穴埋めクイズ

①春、②蛙、③菜、④柿、⑤日、⑥水、⑦梅、⑧山、⑨雪、⑩炭、⑪白、⑫裏、⑬空、⑭虫

8 口(くち)へんの漢字クイズ

①叶、②叩、③吸、④吐、⑤吃、⑥吹、⑦吠、⑧味、⑨呪、⑩呼、⑪咲、⑫咳、⑬鳴、⑭咽、⑮唄、⑯唯、⑰唾、⑱喚

9 必殺技クイズ

①スペシウム光線、②かめはめ波、③消える魔球、④三段突き、⑤風神の術、⑥七変化

10 カタカナ語⇒漢字変換クイズ

①地球規模、②共同制作、③安全、④日帰り介護、⑤協力関係、⑥複合型、⑦万人向け設計、⑧刷新

11 二字熟語完成クイズ

①異論、②結構、③背景、④姑息、⑤時給、⑥鉄棒、⑦忍耐、⑧短歌

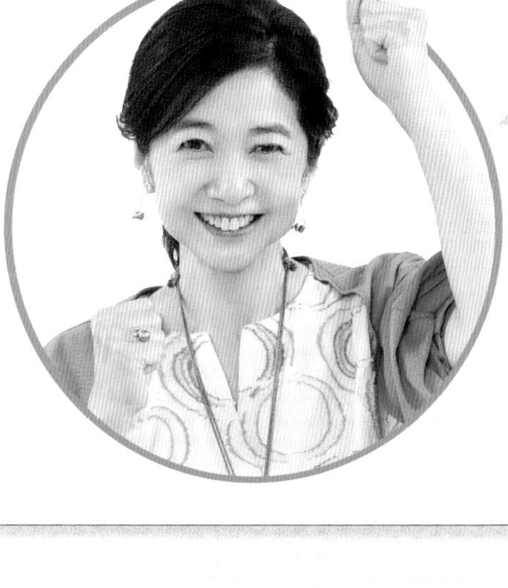

21回目の漢字教養トリビアクイズ。今回もお疲れ様でした。

今回の問題❹では、夏目漱石が考えた当て字を取り上げました。どれも深い味わいが感じられます。

今回取り上げたほかにも、漱石の当て字には「胡魔化(ごまか)す」「茶化(ちゃか)す」「頓珍漢(とんちんかん)」「滅茶苦茶(めちゃくちゃ)」といったものがあるようです(いずれも『吾輩は猫である』より)。こうした当て字をながめていると、あらためて漢字や日本語のおもしろさに気づかされますね。

それでは次回もお楽しみに！

漢字の読み書きを毎日行えば 一度忘れた記憶を引き出しやすくなり 記憶力も向上し物忘れが退きます

東北大学教授　川島隆太（かわしまりゅうた）

脳が衰えると 記憶を引き出しにくくなる

人間の脳のほぼすべての機能は20歳ごろをピークにして、それ以降は、誰でも年齢を重ねるにつれて、徐々に低下していきます。

脳の衰えを最も感じるのは、記憶力の低下ではないでしょうか。どこに物を置いたのか、今何をやろうとしていたのかを忘れてしまったり、人の名前を思い出せなくなったりします。

こうした「物忘れ」は脳の病気ではなく、脳の衰えによるものです。

人間の脳は、非常に多くのことを記憶する能力を持っています。しかし、加齢とともに人の名前や物の名称など、一度覚えたはずの記憶が思い出せなくなってきます。

その一方、何かのきっかけで忘れていたことを思い出したり、ずっと前の記憶がふとよみがえったりします。

このような現象が起こるのは、忘れたと思ったことでも、脳には記憶が残っているからだと考えられています。忘れてしまった記憶でも、脳から完全に消去されたわけではありません。脳の中にある記憶の倉庫は膨大です。倉庫の中から、その記憶を引き出せなくなっているだけなのです。

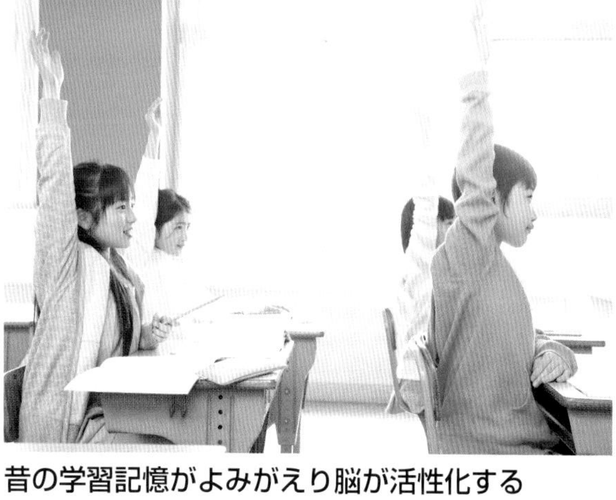

昔の学習記憶がよみがえり脳が活性化する

脳の前頭前野の体積が増え 新たなネットワークを形成

脳の機能は、神経細胞のネットワークによって成り立っています。ネットワークが複雑に張りめぐらされているほど、高い機能を保持しています。

脳の中に次々とネットワークが構築されていくと、脳の機能は向上します。ものを覚えるときに記憶しやすくなり、必要なときに記憶を引き出しやすくもなるのです。

私たちは、ネズミを使った実験で、脳の中のネットワークがどのように増えるかを確認しました。

その実験では、特に刺激のない普通のケージで暮らすネズミたちと、迷路や運動場所などで刺激を受けられるケージで暮らすネズミたちに分けました。その後、それぞれMRI（磁気共鳴画像診断）を使って、脳を調べました。

すると、刺激のある環境で暮らしたネズミたちは、子供のときはもちろん、大人に成長してからも、脳の前頭葉の「前頭前野」と呼ばれる部分の体積が増えていたのです。一方、刺激が少ない環境で暮らしていたネズミたち

脳の神経細胞の働き

脳全体にはおよそ1000億個の神経細胞があるといわれる。神経細胞には２種類のヒゲ（樹状突起と軸索）があり、別の神経細胞とつながり合って、複雑なネットワークを作っている。

数字や文字を使った問題に取り組むことで、脳の司令塔である「前頭前野」の体積が増えることが確かめられている。脳の神経細胞の活動を支える栄養分の量が増え、神経細胞間で情報を送り合う神経線維が長くなったり、枝分かれが増えたりして、より働きやすい脳に変化する。

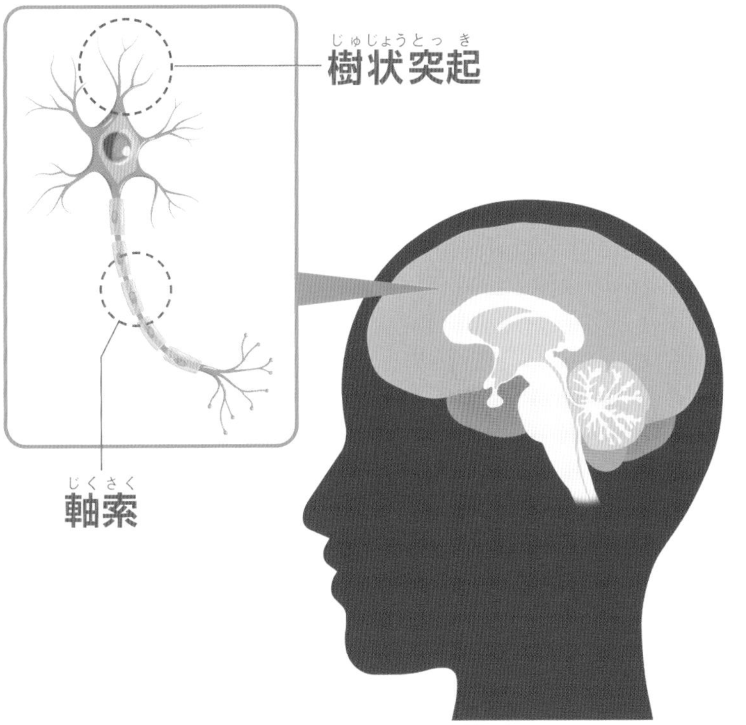

は、大人になると脳の体積は増加しませんでした。

くわしく調べると、脳の神経細胞の数は全く変化はありませんでしたが、神経細胞から情報を送る神経線維の１本１本が長くなり、枝分かれが無数に増えていました。

つまり、脳に新たなネットワークが形成され、そのぶん、前頭前野の体積が増えていたのです。

脳の前頭前野は記憶にかかわるだけでなく、思考力や意思決定、判断力、感情の制御、会話、意欲など、人間らしく生きていくうえで重要な働きを担っています。前頭前野の機能が衰えるということは、生活の質（QOL）が低下することも意味します。

毎日問題を解けば脳が活性化する

脳の衰えを防ぐ効果が高く、簡単にできる方法が、漢字の読み書きや簡単な計算問題を解くことです。

漢字や計算の問題は、前頭前野の「ワーキングメモリ」を強化することがわかっています。

ワーキングメモリとは、脳内で一時的に記憶を保存し、いつでも引き出せる状態にしておくこと。例えば、「電話をかけるために、一時的に電話番号を覚える」「人が話したことを覚え、後でノートに書き留める」などです。会話のさい、相手の言葉を聞いて、理解しながら受け答えするときにも、ワーキングメモリは使われています。

ワーキングメモリは日常生活を支える重要な能力です。ワーキングメモリは、毎日継続して脳トレを行うことで鍛えられます。同じことを続けても飽きるので、毎日違う問題を解くことも重要です。

本書は、毎日違った漢字の問題を解く構成となっています。子供のころに学んだ漢字の記憶は脳に残っており、今、漢字に取り組むと昔の記憶が呼び起こされ、それが刺激となって脳がいきいきと働きだすのです。

漢字・計算・言葉のドリルの実践で
認知機能をつかさどる脳の前頭前野が活発に働くと試験で確認されました

試したすべてのドリルで脳の血流が大幅に促進

いくつになっても、漢字の読み書きや簡単な計算問題を解くことで、脳が活性化し、ぐんぐん成長します。そのために役立つのが『漢字脳活ひらめきパズル』シリーズです。

最近の研究では、数字や文字を使ったドリルを解くことで脳が活性化するばかりか、認知症を予防したり、症状を改善できたりすることも明らかになっています。

実際、ドリルを解くことが脳にどのような影響を与えるのか、「NIRS（ニルス）」（近赤外分光分析法）という機器を使って調べてみました。

NIRSは太陽光にも含まれる光を利用して脳の血流を測定できる、安全性が高い最先端の機器です。血流が増えれば脳は活発に働いていることを示し、減っていれば活性化していないと判定できます。

NIRSを使ったドリルの試験は、2020年12月に行いました。試験の参加者は、60～70代の男女40人。全員、脳出血や脳梗塞（こうそく）など脳の病気の経験はなく、試験当日の健康状態も良好でした。

試験に使ったのは「漢字」「計算」「言葉」「論理」「知識」「記憶」「変わり系」の７系統、計33種類のドリル。内容はバラエティに富んでおり、クイズ形式になっている問題もあります。

試験では、全33種類のドリルを全員で分担し、１人当たり15種類の問題を解いてもらいました。その結果、すべてのドリルで、安静時と比較して、参加者の脳の血流が促進。そのうち27種類のドリルは、顕著に脳の血流を増加させる効果が判明したのです。

ドリル種類別の脳活動

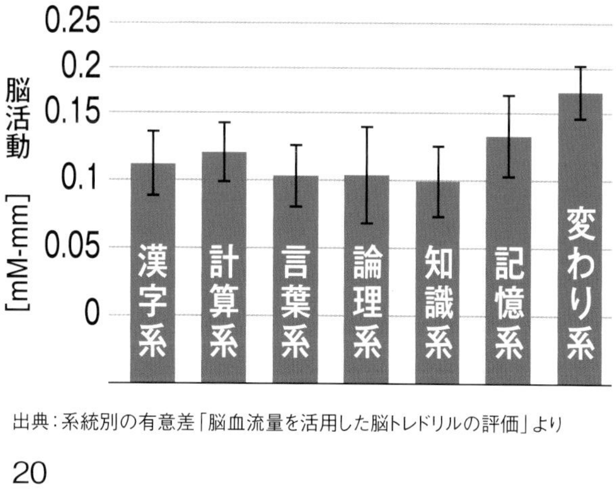

出典：系統別の有意差「脳血流量を活用した脳トレドリルの評価」より

記憶や計算、思考や判断をつかさどる脳の前頭前野

NIRSの試験で、数字や文字を使ったドリルを解くことで、脳の働きを活性化させることが確認されました。

NIRSによって血流増加が判明したのは、脳の「前頭前野」という領域です。

脳の約80％を占めているのが、大脳です。大脳は大きく「前頭葉」「頭頂葉」「後頭葉」「側

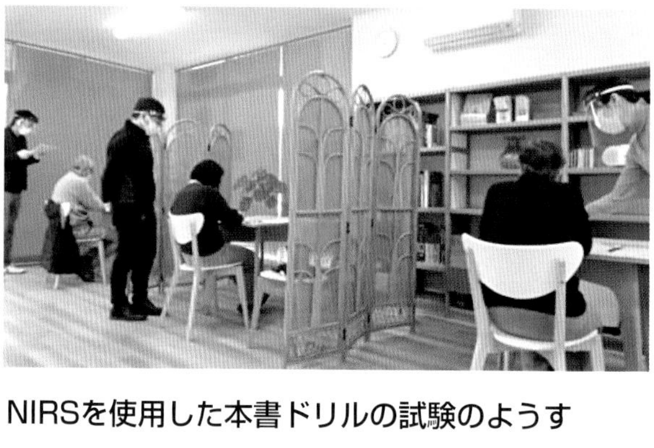

NIRSを使用した本書ドリルの試験のようす

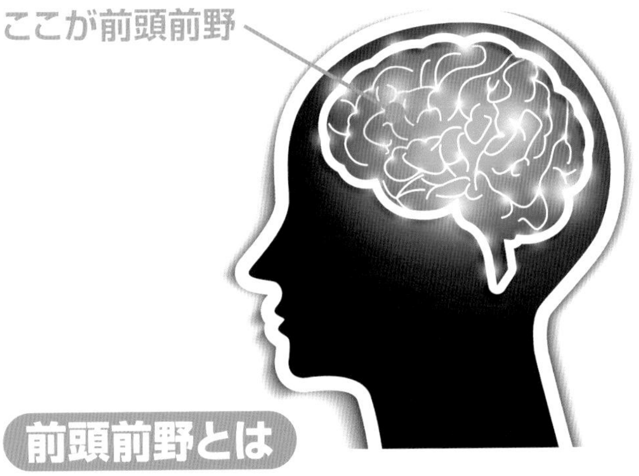

前頭前野とは

大脳の約30%を占め「脳の司令塔」とも呼ばれる領域。考える・記憶する・感情をコントロールする・判断するなど、認知機能をつかさどっている。

トポグラフィ画像（脳血流測定）

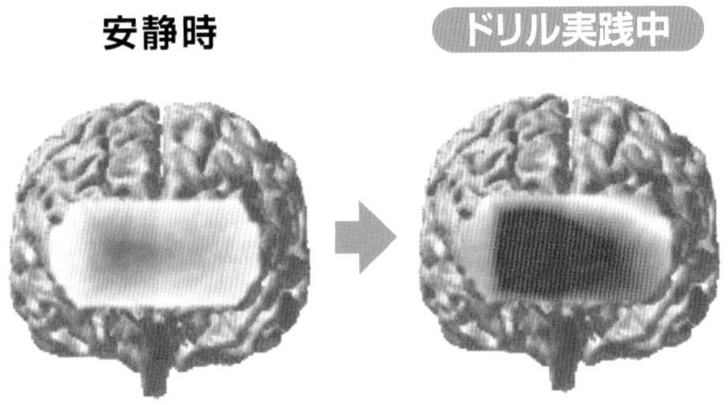

ドリルを実践する前の前頭前野の血流

赤い部分は脳の血流を表している。ドリルの試験中に血流が向上した

頭葉」に分けられます。この4つの領域はそれぞれ異なった役割を持ち、最も重要な働きを行うのが、おでこのすぐ後ろにある前頭葉の前頭前野です。

前頭前野は、私たち人間の認知機能をつかさどり、「脳の司令塔」とも呼ばれています。

認知機能とは、思考や判断、記憶、意欲、学習、計算、言語、想像など、脳の高度な活動のこと。仕事や家事、趣味、人とのコミュニケーションなど、人間らしい生活が送れるのも、前頭前野の働きによるものといっても過言ではありません。

ただし、新しいことを学習したり、記憶したりする機能は20代をピークに、その後は徐々に低下します。中高年に差しかかると、年を重ねるごとに物忘れやうっかりミスが増えてきます。これも前頭前野の衰えによるものです。

問題を楽しみながら速く解くことを心がけよう

一方で、前頭前野の働きは数字や文字を使ったドリルを解く脳トレによって、復活させることができます。

物忘れやうっかりミスが減り、感情面も上手にコントロールできるようになります。年齢に関係なく、人間らしい生活を取り戻せるのです。

『漢字脳活ひらめきパズル』シリーズでは、NIRSによる試験で脳の前頭前野の活性化を確認したものと同種のドリルの中から、漢字系の問題を厳選して収録しています。

問題に取り組むさいに特に意識してほしいのが、間違いはあまり気にせずにできるだけ速く解くこと。正解にこだわり、じっくり考えるよりも、間違いを気にせずに速く解くほうが、前頭前野は活発に働くようになるからです。

さらに、楽しみながら解くことも大切。同じ脳を使うにしても、つまらなかったり、考え込んだりしてしまうと、脳の血流が減少することもあるのです。本書では、リストの漢字を使って24個の四字熟語を作る「漢字結び四字熟語」や、示された二字熟語の反対語を答える「反対語発見クイズ」など、楽しみながら取り組める問題ばかりです。

30日間、毎日異なるドリルを実践でき、新たな知識を得ることもできるでしょう。ぜひ日々の習慣として『漢字脳活ひらめきパズル』を楽しんでください。

毎日脳活 スペシャル 漢字脳活ひらめきパズルの効果を高めるポイント

ポイント1 毎日続けることが大切

「継続は力なり」という言葉がありますが、漢字ドリルは毎日実践することで、脳が活性化していきます。２～３日に１度など、たまにやる程度では効果は現れません。また、続けていても途中でやめると、せっかく若返った脳がもとに戻ってしまいます。毎日の日課として、習慣化するのが、脳を元気にするコツだと心得てください。

ポイント2 1日2ページ、朝食後の午前中に

１日のうちで脳が最も働くのが午前中です。できるかぎり、午前中に取り組みましょう。一度に多くの漢字ドリルをやる必要はなく、１日２㌻でOK。短い時間で集中して全力を出し切ることで、脳の機能は向上していくのです。また、空腹の状態では、脳はエネルギー不足。朝ご飯をしっかり食べてから行いましょう。

ポイント3 できるかぎり静かな環境で

静かな環境で取り組むことがポイントです。集中しやすく、脳の働きもよくなります。テレビを見ながらや、ラジオや音楽を聴きながらやっても、集中できずに脳を鍛えられないことがわかっています。周囲が騒がしくて気が散る場合は、耳栓を使うといいでしょう。

ポイント4 制限時間を設けるなど目標を決めて取り組む

目標を決めると、やる気が出てきます。本書では、年代別に制限時間を設けていますが、それより少し短いタイムを目標にするのもいいでしょう。解く速度を落とさずに、正解率を高めていくのもおすすめです。１ヵ月間連続して実践するのも、立派な目標です。目標を達成したら、自分にご褒美をあげると、さらに意欲も出てきます。

ポイント5 家族や友人といっしょに実践する

家族や友人といっしょに取り組むのもおすすめです。競争するなどゲーム感覚で実践すると、さらに楽しくなるはずです。何よりも、「脳を鍛える」という同じ目的を持つ仲間と実践することは、とてもやりがいがあります。漢字ドリルの後、お茶でも飲みながらコミュニケーションを取ることも、脳の若返りに役立つはずです。

とにかく楽しい厳選問題！

大人気脳トレ「漢字パズル」15

記憶力・認知力アップ

問題を手がかりに一時的に覚える「短期記憶」と子供のころに習った漢字など「思い出す力」を鍛えます。

1・16日目 バラバラ言葉
8・23日目 反対語発見クイズ
13・28日目 昭和の人名ドリル

バラバラ言葉

❶ コネネマキ
□き□□
ヒント 置物　金運

❷ キコハガミ
□き□□
ヒント 虫歯　予防

❸ オタアイガ
□□□い
ヒント 就職活動　確保

❻ イギバドカイタ
□□□□□
ヒント 長話し　立ちっぱなし

❼ イナョウノジコ
□の□
ヒント 夫婦　縁の下の力持ち

❽ チノウバョリンウョジ
□の□
ヒント 中国　遺跡

注意力・集中力アップ

指示どおりの文字を探したり、浮かび上がった図形から文字を読み取ったりするなど、注意力・集中力が磨かれます。

4・19日目 ことわざ間違い探し
9・24日目 四字熟語推理クロス
12・27日目 正しい送り仮名二択

正しい送り仮名二択

❶ 目にとまる
① 留まる
② 留る
答え

❷ 子供をあずける
① 預る
② 預ける
答え

❸ 道にまよう
① 迷う
② 迷よう
答え

❹ 案内人をつとめる
① 務める
② 務る
答え

❽ 彼女にむくいる
① 報る
② 報いる
答え

❾ バランスをたもつ
① 保もつ
② 保つ
答え

❿ まずしい暮らし
① 貧しい
② 貧い
答え

⓫ 地震にそなえる
① 備る
② 備える
答え

直感力アップ

知識や経験を総動員して、素早く決断を下したり行動に移したりする力が身につきます。

2・17日目 漢字結び四字熟語
6・21日目 漢字連想クイズ
10・25日目 決めろ!漢字1字
15・30日目 漢字推理ドリル

漢字連想クイズ

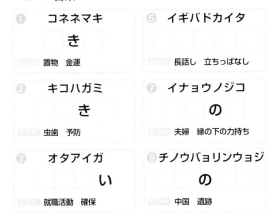

❶ きうやゅ
ボール　リボン
こんぼう　床

❷ くかがおん
マゼラン　ヘレン・ケラー
ピカソ　ショパン

❸ ずでみよらき
奈良　京都
日光　金沢

❻ ひんさくし
試す　選ぶ
捨てる　売り出す

❼ しょょきうか
遊ぶ　寝る
選ぶ　学ぶ

❽ んうばべこと
橋　箸
端　はしご

思考力・想起力アップ

論理的に考える問題や推理しながら答えを導く問題で、考える力を磨き、頭の回転力アップが期待できます。

3・18日目 二字熟語クロス
5・20日目 三字熟語完成クイズ
7・22日目 読み仮名しりとり
11・26日目 チラリ四字熟語
14・29日目 漢字熟語しりとり

漢字熟語しりとり

❶ 調 式 爽 退 快 和 辞
爽 ▸ ▸ ▸
▸ ▸

❷ 忙 根 点 多 球 拠 数
球 ▸ ▸ ▸
▸ ▸

❺ 司 以 釈 参 会 降 上
▸ ▸参 ▸
▸ ▸

❻ 示 熱 添 意 加 談 表
▸ ▸熱 ▸
▸ ▸

1日目 バラバラ言葉

実践日

月　　日

難易度 4 ★★★★☆

各問のカタカナは、ある言葉をバラバラにしたものです。ヒントを参考にして正しく並べ替え、もとの言葉を漢字で答えてください。□には漢字１文字が入り、ひらがながあれば表示されています。

① コネネマキ

□き□

ヒント 置物　金運

② キコハガミ

□□き□

ヒント 虫歯　予防

③ オタアイガ

□□□い

ヒント 就職活動　確保

④ シンタャテシ

□□□て

ヒント 記念　飾り

⑤ ノンジハイイス

□□の□

ヒント 絶体絶命　覚悟

⑥ イギバドカイタ

□□□□□

ヒント 長話し　立ちっぱなし

⑦ イナョウノジコ

□□の□

ヒント 夫婦　縁の下の力持ち

⑧ チノウバョリンウョジ

□□の□□

ヒント 中国　遺跡

⑨ ワガイクダセダ

□□□□□

ヒント 大隈重信　都の西北

⑩ ロヤビナコオナキ

□□び□□き

ヒント 失敗の連続　奮起

解答 ①招き猫、②歯磨き粉、③青田買い、④写真立て、⑤背水の陣、⑥井戸端会議、⑦内助の功、⑧万里の長城、⑨早稲田大学、⑩七転び八起き

脳活ポイント

認知力が驚くほど強化される

問題を読んだときに、その語感にとらわれてしまうと答えが見つかりにくくなります。問題を構成しているカタカナ1つずつに注目すると、答えが浮かんできます。くり返せば認知力が驚くほど強化されます。

目標時間

50代まで	60代	70代以上
20分	25分	30分

正答数　　／20問

かかった時間　　分

⑪ ヨキラズミデ

□□□

ヒント 舞台　京都

⑫ ヒシンノブュン

□□の□

ヒント 昼と夜の長さ　祝日

⑬ シンコサウョ

□□□

ヒント 赤本　受験

⑭ ウシイトョクシタ

□□□□

ヒント 十七条憲法　紙幣

⑮ エルツトノヒコ

□の□□

ヒント ひと言　権力者の意思

⑯ ウヤドフコウ

□□□□

ヒント 大豆　煮込み料理

⑰ キイタインセバ

□□□□

ヒント 遅咲き　努力型

⑱ カンコッゥウデセ

□□□□

ヒント 一瞬　動きが速い

⑲ ロケメイイイカウ

□□□□

ヒント 支払い　わかりやすい

⑳ ゴウニョイモマシ

□□にも□□

ヒント 外見が立派　ごまかし

解答 ⑪清水寺、⑫春分の日、⑬参考書、⑭聖徳太子、⑮鶴の一声、⑯高野豆腐、⑰大器晩成、⑱電光石火、⑲明朗会計、⑳馬子にも衣装

2日目 漢字結び四字熟語

実践日

月　日

難易度④★★★★☆

Ａ～Ｄ群、Ｅ～Ｈ群の囲みの中にある漢字をそれぞれ１字ずつ、順に結びつけて、合計で24個の四字熟語を作ってください。Ａ～Ｄ群、Ｅ～Ｈ群の漢字は１回ずつ、すべて用います。解答は順不同です。

A群		B群		C群		D群	
栄	空	和	死	霧	無	後	同
一	晴	里	画	絶	専	心	和
起	前	人	信	盛	日	生	中
自	半	耕	前	回	雷	衰	賛
五	広	春	大	自	雨	辺	疑
付	小	枯	意	半	未	読	到

	A群	B群	C群	D群
①				
②				
③				
④				
⑤				
⑥				

	A群	B群	C群	D群
⑦				
⑧				
⑨				
⑩				
⑪				
⑫				

解答 ❶～⑫一意専心・栄枯盛衰・起死回生・空前絶後・広大無辺・小春日和・五里霧中・自画自賛・晴耕雨読・前人未到・半信半疑・付和雷同

脳活ポイント

ひらめきと直感力が磨かれる

漢字一つひとつを見ると、さまざまな熟語が浮かんでくると思いますが、それぞれを関連付けて熟語にするには、ひらめきが不可欠です。パッと見てどれとどれが結びつきそうか、直感力を磨きましょう。

目標時間

50代まで	60代	70代以上
15分	25分	30分

正答数	かかった時間
／24問	分

E群		F群		G群		H群	
電	試	末	散	直	両	誤	世
雲	立	挙	越	石	同	倒	舟
本	油	寒	身	霧	楚	消	分
呉	単	面	刀	錯	名	歌	火
三	大	義	断	四	大	温	得
一	四	光	行	転	出	敵	入

	E群	F群	G群	H群
⑬				
⑭				
⑮				
⑯				
⑰				
⑱				

	E群	F群	G群	H群
⑲				
⑳				
㉑				
㉒				
㉓				
㉔				

解答 ⑬〜㉔一挙両得・雲散霧消・呉越同舟・三寒四温・試行錯誤・四面楚歌・大義名分・単刀直入・電光石火・本末転倒・油断大敵・立身出世

3日目 二字熟語クロス

実践日　　月　　日

難易度④★★★★☆

下のリストから、上下左右にある漢字と組み合わせて二字熟語を４つ作れる漢字を選び、中央のマスに記入します。ページごとに16問すべて解いたら、リストに残った４字の漢字から四字熟語を作ってください。

①

	目	
治		全
	物	

②

	保	
水		厚
	床	

③

	痛	
予		染
	傷	

④

	卓	
電		技
	根	

⑤

	地	
学		画
	別	

⑥

	解	
対		戦
	心	

⑦

	天	
駆		者
	途	

⑧

	様	
公		辞
	場	

⑨

	鳥	
先		材
	得	

⑩

	下	
野		帳
	命	

⑪

	精	
失		経
	話	

⑫

	真	
手		棒
	好	

⑬

	光	
時		達
	報	

⑭

	期	
接		遇
	望	

⑮

	横	
包		寧
	度	

⑯

	逆	
機		寝
	換	

①～⑯のリスト

区　日　温　丁　球　相　感
神　速　工　式　転　曜　使
大　決　宿　待　安　取

⑰ 四字熟語の答え

答え

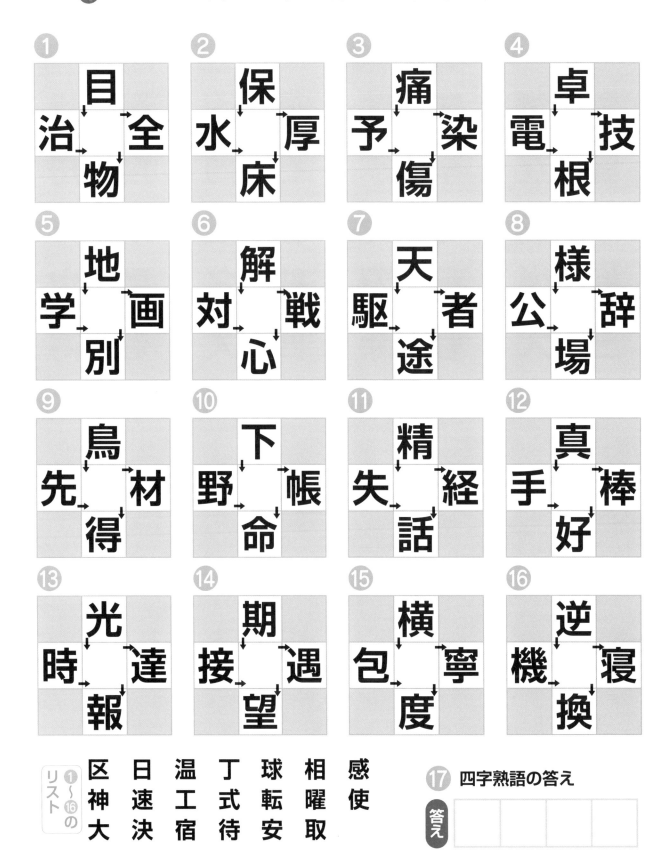

脳活ポイント

思考力と想起力を磨く！

４つの二字熟語に共通する漢字を探すのに必要な思考力や想像力・洞察力や、漢字を思い出す想起力が養われると考えられます。また、漢字力や語彙力を向上させる効果も期待できるでしょう。

目標時間

50代まで	60代	70代以上
25分	35分	45分

正答数　／34問　　かかった時間　分

⑱

	獣	
名		院
	学	

⑲

	重	
負		台
	車	

⑳

	悪	
防		天
	波	

㉑

	迷	
神		殿
	城	

㉒

	雨	
敬		足
	材	

㉓

	志	
傾		背
	上	

㉔

	屈	
食		名
	紋	

㉕

	描	
複		実
	経	

㉖

	感	
拝		診
	付	

㉗

	要	
台		得
	作	

㉘

	出	
中		長
	軽	

㉙

	調	
均		列
	数	

㉚

	自	
排		力
	愛	

㉛

	冗	
面		話
	判	

㉜

	家	
校		球
	石	

㉝

	京	
首		度
	合	

⑱〜㉝のリスト

動　寒　庭　荷　写　行　具
身　都　体　向　医　談　所
他　指　整　受　団　宮

㉞ 四字熟語の答え

答え

解答　⑱医、⑲荷、⑳寒、㉑宮、㉒具、㉓向、㉔指、㉕写、㉖受、㉗所、㉘身、㉙数、㉚他、㉛談、㉜庭、㉝都、㉞〈四字熟語の答え〉団体行動

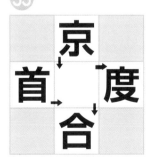

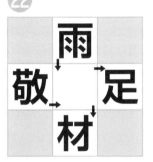

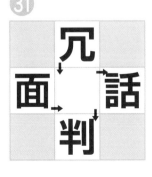

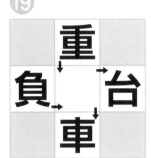

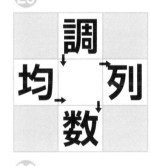

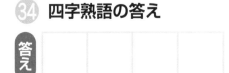

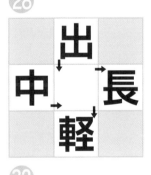

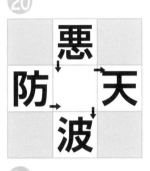

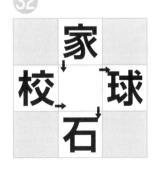

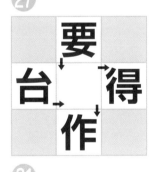

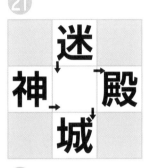

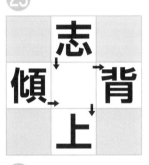

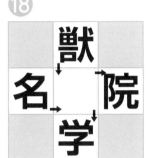

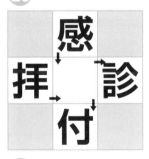

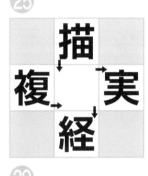

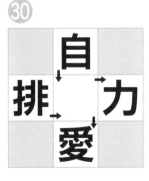

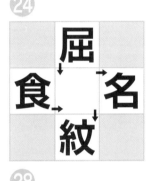

4日目 ことわざ間違い探し

実践日

月　日

難易度③★★★☆☆

①～㉔には、日常よく使われることわざや慣用句が並んでいますが、それぞれ１ヵ所、間違った漢字が使われています。その間違った漢字を見つけ、正しい漢字に改めてください。

① 小年よ大志を抱け　誤［　］正▶［　］

② 赤羽の矢が立つ　誤［　］正▶［　］

③ 必要は発電の母　誤［　］正▶［　］

④ 先んずれば京を制す　誤［　］正▶［　］

⑤ 勝つも負けるも分の運　誤［　］正▶［　］

⑥ 旅は良いもの辛いもの　誤［　］正▶［　］

⑦ 欲に働けば角が立つ　誤［　］正▶［　］

⑧ 人の噂も八十五日　誤［　］正▶［　］

⑨ 実の生る木は栗から知れる　誤［　］正▶［　］

⑩ 嫁を貰えば米を貰え　誤［　］正▶［　］

⑪ 渡る世論に鬼はない　誤［　］正▶［　］

⑫ 苦しい時の猿頼み　誤［　］正▶［　］

解答 ①小→少、②赤→白、③電→明、④京→人、⑤分→時、⑥良→憂、⑦欲→智または知、⑧八→七、⑨栗→花、⑩米→親、⑪論→間、⑫猿→神

脳活ポイント

文字に集中して注意力を高める

会話などでよく使われることわざを集めてありますが、注意力が衰えていると気づけない間違いが含まれています。素早く解こうとせずに、文字をじっくり見て集中力を高めながら解きましょう。

目標時間

50代まで	60代	70代以上
15分	20分	25分

正答数　　／24問

かかった時間　　分

⑬ 漁夫の理　誤［　］正▶［　］

⑭ 預かり物は八分の主　誤［　］正▶［　］

⑮ 嵐が吹けば桶屋が儲かる　誤［　］正▶［　］

⑯ 習わぬ字は読めぬ　誤［　］正▶［　］

⑰ 二の句が告げない　誤［　］正▶［　］

⑱ 惚れて通えば三里も一里　誤［　］正▶［　］

⑲ 口は心の鏡　誤［　］正▶［　］

⑳ 敵は本納寺にあり　誤［　］正▶［　］

㉑ 若いときの勤労は買うてもせよ　誤［　］正▶［　］

㉒ 痛くもない腹を触られる　誤［　］正▶［　］

㉓ 立つ鳥跡を直さず　誤［　］正▶［　］

㉔ 三十六型逃げるに如かず　誤［　］正▶［　］

解答　⑬理→利、⑭八→半、⑮嵐→風、⑯字→経、⑰告→継、⑱三→千、⑲口→目、⑳納→能、㉑勤→苦、㉒触→探、㉓直→濁、㉔型→計

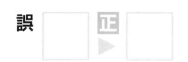

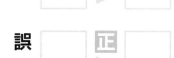

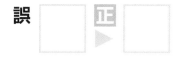

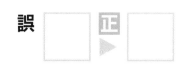

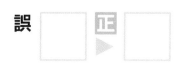

5日目 三字熟語完成クイズ

実践日

月　日

難易度4★★★★☆

各問、空欄の□に当てはまる正しい漢字を下のリストの中から選んで、三字熟語を完成させてください。

①～⑧⑰～㉔のヒントの中には、使わない漢字が2つ含まれています。

①	②	③	④
朝	居	千	辻
□	□	□	□
坊	守	楽	法

⑨	⑩	⑪	⑫
□	□	□	□
五	芝	念	醐
□	□	□	□

⑤	⑥	⑦	⑧
独	風	歳	落
□	□	□	□
場	坊	記	樹

⑬	⑭	⑮	⑯
□	□	□	□
筋	面	気	百
□	□	□	□

●使わないものもある

①～⑧のリスト

型	時	秋	説
壇	柱	葉	来
留	寝		

●すべて使う

⑨～⑯のリスト

居	紙	質	十
正	醍	長	縄
場	一	真	味
目	昔	夜	八

解答 ①寝、②留、③秋、④説、⑤壇、⑥来、⑦時、⑧葉、⑨十・夜、⑩紙・居、⑪正・場、⑫醍・味、⑬一・縄、⑭真・目、⑮昔・質、⑯八・長

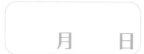

脳活ポイント

想起力と思考力を同時に刺激

漢字２文字が枠内にある場合は、なるべくヒントに頼らず答えてみましょう。漢字１文字の場合は、想起力をフル活用して三字熟語を思い出します。漢字が持つ意味から思考力も駆使して解答しましょう。

目標時間

50代まで	60代	70代以上
20分	30分	40分

正答数	かかった時間
／32問	分

⑰	⑱	⑲	⑳
無	合	色	白
気	葉	鏡	垢

㉑	㉒	㉓	㉔
大	茶	万	千
夫	事	鏡	鶴

●使わないものもある

⑰〜㉔のリスト

華　産　言　邪
丈　飯　羽　果
眼　無

㉕	㉖	㉗	㉘
姿	丈	算	産

㉙	㉚	㉛	㉜
一	小	次	高

●すべて使う

㉕〜㉜のリスト

居　貫　皮　下
子　馬　勢　路
高　低　道　裸
袋　野　用　乱

解答　⑰邪、⑱言、⑲眼、⑳無、㉑丈、㉒飯、㉓華、㉔羽、㉕低・勢、㉖居・高、㉗皮・用、㉘道・子、㉙裸・貫、㉚袋・路、㉛野・馬、㉜乱・下

6日目 漢字連想クイズ

実践日

月　日

難易度❸★★★☆☆

❶～⑳のそれぞれのひらがなは、ある言葉がバラバラになって並んでいるものです。その言葉を正しく並べて漢字でカッコ内に書き、その言葉と一番関連の深い言葉を下の4つの中から選んで○をつけてください。

❶ きうやゅ

（　　　　）

ボール　リボン
こんぼう　床

❷ くかがおん

（　　　　）

マゼラン　ヘレン・ケラー
ピカソ　ショパン

❸ ずでみよらき

（　　　　）

奈良　京都
日光　金沢

❹ ざいことうこん

（　　　　）

一部　すべて
てっぺん　少し

❺ きぶうゅえっんし

（　　　　）

引越　旅行
家庭　災害

❻ ひんさくし

（　　　　）

試す　選ぶ
捨てる　売り出す

❼ しょょきうか

（　　　　）

遊ぶ　寝る
選ぶ　学ぶ

❽ んうばべこと

（　　　　）

橋　箸
端　はしご

❾ すんいがいでん

（　　　　）

自分勝手　お人良し
八方美人　優柔不断

❿ さういじいいちゅっ

（　　　　）

運動　勉強
睡眠　食事

解答　❶野球－ボール、❷音楽家－ショパン、❸清水寺－京都、❹古今東西－すべて、❺救援物資－災害、❻試作品－試す、❼教科書－学ぶ、❽弁当箱－箸、❾我田引水－自分勝手、❿一汁一菜－食事

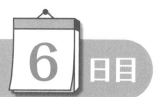

脳活ポイント

情報処理能力と洞察力が根づく

ひらがなを全体に眺めたときに、答えが浮かび上がってくるようなら、情報処理能力と洞察力がかなり鍛えられています。わからなければ、想起力を刺激する厳選された４つの言葉を参考にしてください。

目標時間

50代まで	60代	70代以上
15分	25分	30分

正答数 ／20問　かかった時間 分

⑪ ろもたうも

（　　　　）

恋物語　鬼退治
恩返し　学園物語

⑫ ひうょゅんじ

（　　　　）

基準　頂点
最下位　優秀

⑬ おおとはしせ

（　　　　）

徳島県　香川県
高知県　愛媛県

⑭ てしんくょいん

（　　　　）

着る　移動する
食べる　寝る

⑮ きんつてぶねんねん

（　　　　）

保湿　保育
保険　保護

⑯ ううつちょ

（　　　　）

飛ばす　預ける
閉じる　もらう

⑰ うてあんくこ

（　　　　）

本　カサ
名刺　水筒

⑱ いせがせんき

（　　　　）

沿線　光線
白線　導線

⑲ うだおほうどん

（　　　　）

こぐ　またぐ
渡る　飛ぶ

⑳ きばいせたんい

（　　　　）

早熟　大物
聖者　文武両道

解答　⑪桃太郎ー鬼退治、⑫標準ー基準、⑬瀬戸大橋ー香川県、⑭飲食店ー食べる、⑮天然記念物ー保護、⑯通帳ー預ける、⑰悪天候ーカサ、⑱赤外線ー光線、⑲横断歩道ー渡る、⑳大器晩成ー大物

7日目 読み仮名しりとり

実践日

月　日

難易度5★★★★★

各問、漢字で書かれた6つの言葉の読み方で、しりとりを作ってください。読み方の最後の文字が、次の読み方の最初にきます。解答欄には、①～⑥の番号を書いてください。

1

①開催国　②黒潮
③四面楚歌　④読書感想文
⑤寿司　⑥温泉宿

□▶□▶□▶□▶□▶□

2

①厚生労働省　②黄金時代
③渦潮　④破魔矢
⑤山中湖　⑥異口同音

□▶□▶□▶□▶□▶□

3

①月見草　②井戸端会議
③屋台骨　④白夜
⑤年功序列　⑥運勢

□▶□▶□▶□▶□▶□

4

①永久歯　②陸上競技場
③体温計　④浮世絵
⑤資金調達　⑥囲炉裏

□▶□▶□▶□▶□▶□

5

①燻製　②楽観的
③歯科　④気象予報士
⑤確定申告　⑥太鼓腹

□▶□▶□▶□▶□▶□

6

①天地　②組合費
③一人前　④賃貸契約
⑤得手不得手　⑥百面相

□▶□▶□▶□▶□▶□

7

①五十歩百歩　②道明寺
③団子　④北方領土
⑤地団駄　⑥逮捕

□▶□▶□▶□▶□▶□

8

①多国籍企業　②植木
③九官鳥　④公平無私
⑤叱咤　⑥有頂天

□▶□▶□▶□▶□▶□

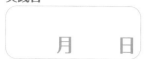

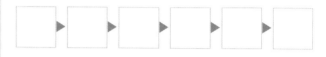

脳活ポイント

国語力や想起力を磨く

漢字で書かれた６つの言葉を頭の中で読み仮名に変換し、しりとりを作ることで脳の言語中枢が刺激され、国語力や読み方を思い出す想起力が著しく磨かれます。

目標時間

50代まで	60代	70代以上
20分	25分	30分

正答数　／16問　かかった時間　分

9

①地方自治体　②海風
③九十九里浜　④威風堂々
⑤前後不覚　⑥埋蔵金

□▶□▶□▶□▶□▶□

10

①千代紙　②居候
③金魚鉢　④三十路
⑤宇治金時　⑥遠距離恋愛

□▶□▶□▶□▶□▶□

11

①玄人　②地球儀
③露骨　④勝手口
⑤東名高速道路　⑥議事録

□▶□▶□▶□▶□▶□

12

①雨季　②万葉集
③野沢菜　④津軽三味線
⑤絹織物　⑥軟体動物

□▶□▶□▶□▶□▶□

13

①鎮魂歌　②空前絶後
③神経衰弱　④監視
⑤予知　⑥五月人形

□▶□▶□▶□▶□▶□

14

①山茶花　②割烹着
③不知火　④牛飲馬食
⑤工夫　⑥印象操作

□▶□▶□▶□▶□▶□

15

①運命共同体　②自意識過剰
③居酒屋　④苦労話
⑤指示　⑥生憎

□▶□▶□▶□▶□▶□

16

①危機一髪　②母性
③異端児　④枝葉末節
⑤神通力　⑥通信簿

□▶□▶□▶□▶□▶□

※解答は84ページをご覧ください

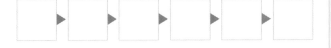

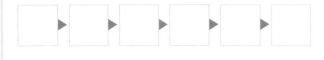

8日目 反対語発見クイズ

実践日

月　日

難易度③★★★☆☆

①～⑧に示した二字熟語の反対語をページ下のリストの漢字をすべて使って、右の解答欄に書いてください。なお、問題は8問ごとにⒶブロックからⒹブロックまで分かれています。

A

	問題	解答
①	倹約	▶
②	繁栄	▶
③	供給	▶
④	素直	▶
⑤	対話	▶
⑥	固執	▶
⑦	貫徹	▶
⑧	攻撃	▶

Ⓐのリスト

白　防　費　退　御　屈
浪　折　歩　衰　偏　要
挫　需　譲　独

B

	問題	解答
①	栄誉	▶
②	架空	▶
③	運動	▶
④	義務	▶
⑤	寛容	▶
⑥	穏健	▶
⑦	干渉	▶
⑧	優雅	▶

Ⓑのリスト

辱　野　実　過　在　任
恥　激　止　利　量　放
権　狭　静　粗

解答
Ⓐ①浪費、②衰退、③需要、④偏屈、⑤独白、⑥譲歩、⑦挫折、⑧防御
Ⓑ①恥辱、②実在、③静止、④権利、⑤狭量、⑥過激、⑦放任、⑧粗野

脳活ポイント

記憶力がよく鍛えられアレソレが解消

記憶している膨大な言葉のストックから反対語を探しだす作業で、記憶力がよく鍛えられます。探すときに言葉の意味を確認するので、認知力にも磨きがかかり、続ければ「アレソレ」がなくなります。

目標時間

50代まで	60代	70代以上
20分	30分	40分

正答数 /32問　かかった時間 分

C

① 意外 ▶ □□

② 親密 ▶ □□

③ 真実 ▶ □□

④ 慎重 ▶ □□

⑤ 哀楽 ▶ □□

⑥ 放棄 ▶ □□

⑦ 強靱 ▶ □□

⑧ 好況 ▶ □□

Cのリスト
率 偽 況 遠 使 疎
喜 弱 怒 不 行 脆
然 当 虚 軽

D

① 寒冷 ▶ □□

② 備蓄 ▶ □□

③ 平穏 ▶ □□

④ 子孫 ▶ □□

⑤ 暴露 ▶ □□

⑥ 故意 ▶ □□

⑦ 承認 ▶ □□

⑧ 醜悪 ▶ □□

Dのリスト
出 蔽 穏 不 隠 否
失 麗 放 祖 美 温
先 暖 過 拒

解答　C①当然、②疎遠、③虚偽、④軽率、⑤喜怒、⑥行使、⑦脆弱、⑧不況
D①温暖、②放出、③不穏、④祖先もしくは先祖、⑤隠蔽、⑥過失、⑦拒否、⑧美麗

9日目

四字熟語推理クロス

実践日
月　日

難易度4★★★★☆

各問には４つの三字熟語が並んでいます。それぞれの三字熟語の空欄（□）①～④の漢字を組み合わせると四字熟語になるので、①～④に入る漢字を推理して解答欄に記入してください。

1

有頂①
意②地
③防策
④告書

答え ①□②□③□④□

2

神無①
急降②
③術館
④力車

答え ①□②□③□④□

3

①家言
②拍数
③動産
④気流

答え ①□②□③□④□

4

①異的
破②荒
③力源
④下水

答え ①□②□③□④□

5

①里眼
②化球
③華鏡
雪④粧

答え ①□②□③□④□

6

大①石
用水②
不③脈
自④体

答え ①□②□③□④□

7

①拓者
突破②
③般論
背④号

答え ①□②□③□④□

8

疫病①
②不精
③怒川
④交渉

答え ①□②□③□④□

9

貴①属
外②医
五円③
不④理

答え ①□②□③□④□

解答 ①天気予報、②月下美人、③一心不乱、④驚天動地、⑤千変万化、⑥理路整然、⑦開口一番、⑧神出鬼没、⑨金科玉条

脳活ポイント

推理力と言語中枢が発達する

最終的な答えを見つけるのに、いろいろな角度から問題を考える推理力が養えます。見慣れない三字熟語があれば、このさい記憶しましょう。言語中枢が刺激されて、日ごろの会話に語彙が増えるはずです。

目標時間

50代まで	60代	70代以上
20分	30分	40分

正答数 ／18問

かかった時間 分

⑩

①裁者
②候補
孤③感
④数計

答え ① ② ③ ④

⑪

不愉①
日本②
積③雲
黒胡④

答え ① ② ③ ④

⑫

明後①
快②撃
雪③花
④道橋

答え ① ② ③ ④

⑬

①不同
扇②機
③年齢
④立貝

答え ① ② ③ ④

⑭

①美歌
拒②権
③生類
目④見

答え ① ② ③ ④

⑮

①犬病
悲②劇
③高下
④踏会

答え ① ② ③ ④

⑯

①駄骨
管②人
③易度
問④児

答え ① ② ③ ④

⑰

①固地
調②料
③海魚
延④戦

答え ① ② ③ ④

⑱

①気扇
②密度
争③戦
多④児

答え ① ② ③ ④

解答 ⑩独立独歩、⑪快刀乱麻、⑫日進月歩、⑬順風満帆、⑭賛否両論、⑮狂喜乱舞、⑯無理難題、⑰意味深長、⑱換骨奪胎

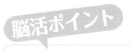

10日目

決めろ！漢字1字

実践日

月　日

難易度③★★★☆☆

①～㉔の各問にある２つの空マスには同じ漢字が入ります。その漢字をヒントの中から１つずつ選んで空マスに入れ、漢字４文字の言葉を作ってください。リストの中には、答えに用いない漢字が６個あります。

①～⑫のリスト

使	多	幸	学	事	八	号	楽	工
代	仕	本	式	九	切	自	主	日

①	②	③	④	⑤	⑥
世	今	一	木	大	民
□	□	□	□	□	□
交	明	合	細	進	□
□	□	□	□	□	義

⑦	⑧	⑨	⑩	⑪	⑫
□	□	□	□	□	□
分	市	百	種	業	家
□	□	□	□	□	□
厘	座	町	様	得	元

解答 ①代、②日、③切、④工、⑤学、⑥主、⑦九、⑧楽、⑨八、⑩多、⑪自、⑫本

脳活ポイント

直感力と判断力を強化！

ヒントの漢字１つを選び、２つの空欄に当てはめて四字熟語を作るさいに、直感力と判断力が身につきます。さらに、想起力や語彙力の向上に役立つと考えられます。

目標時間

50代まで	60代	70代以上
10分	15分	20分

正答数　／24問

かかった時間　分

⑬〜㉔のリスト

手	十	茶	馬	頭	拝	生	答	息
市	私	粗	往	矢	元	小	金	独

⑬	⑭	⑮	⑯	⑰	⑱
青	三	右	無	年	野
吐	九	左	苦	基	
					物

⑲	⑳	㉑	㉒	㉓	㉔
利	便	人	衣	立	練
欲	憎	色	食	歩	管

解答 ⑬息、⑭拝、⑮往、⑯茶、⑰金、⑱生、⑲私、⑳小、㉑十、㉒粗、㉓独、㉔手

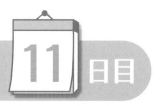

11日目 チラリ四字熟語

実践日

月　日

難易度③★★★☆☆

各問、漢字が４個バラバラに並んでいますが、漢字の一部分しか見えていません。それぞれの漢字を推測し、四字熟語になるよう並べ替えてください。各ページのリストにある36文字の漢字が使われています。

①〜⑨のリスト

伝	悪	否	天	早	善	許	関	喚	機	慮	応
期	主	鼻	異	勧	釈	免	賛	白	臨	叫	地
時	遠	亭	両	変	論	変	懲	会	阿	皆	尚

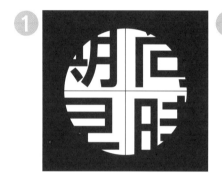

①

答え

②

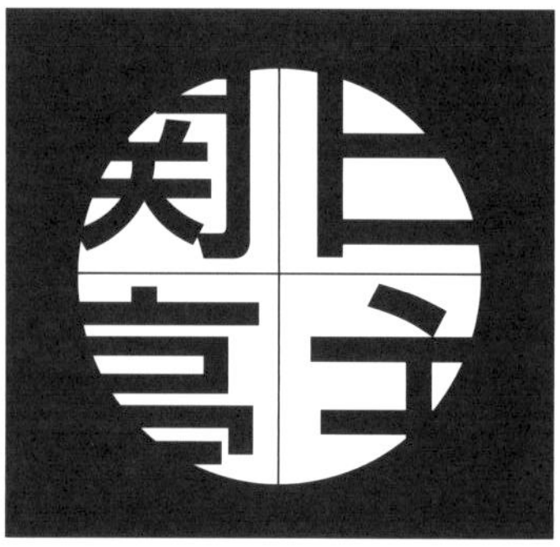

答え

③

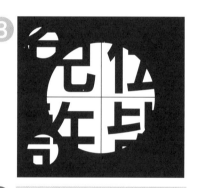

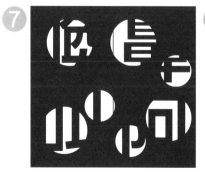

答え

④

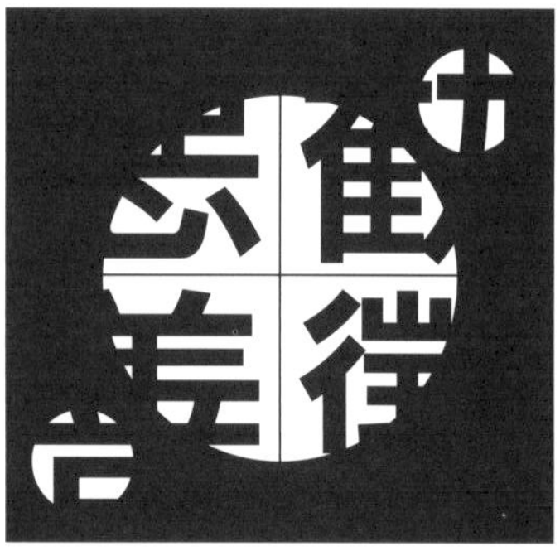

答え

⑤

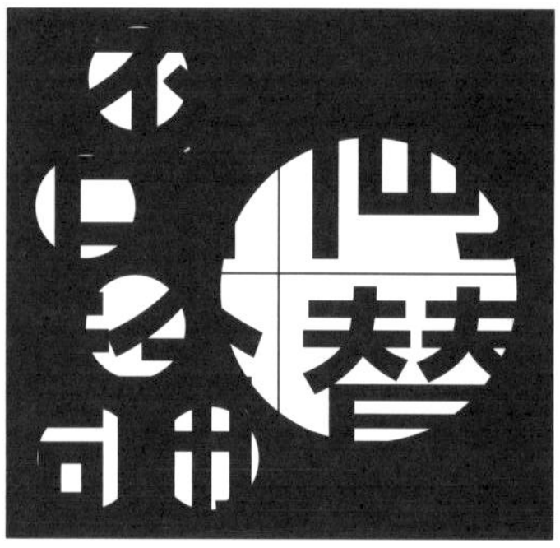

答え

⑥

答え

⑦

答え

⑧

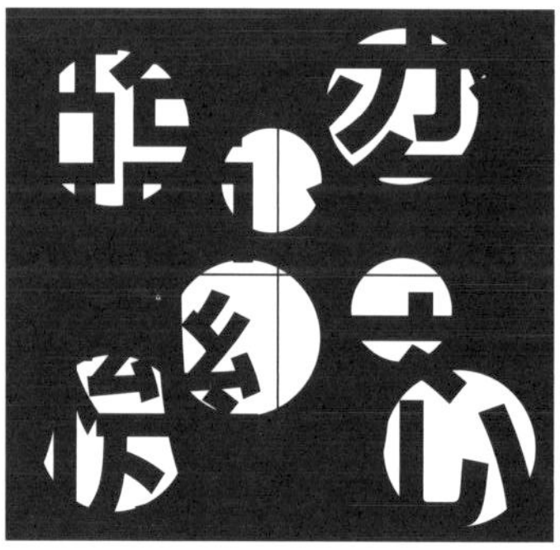

答え

⑨

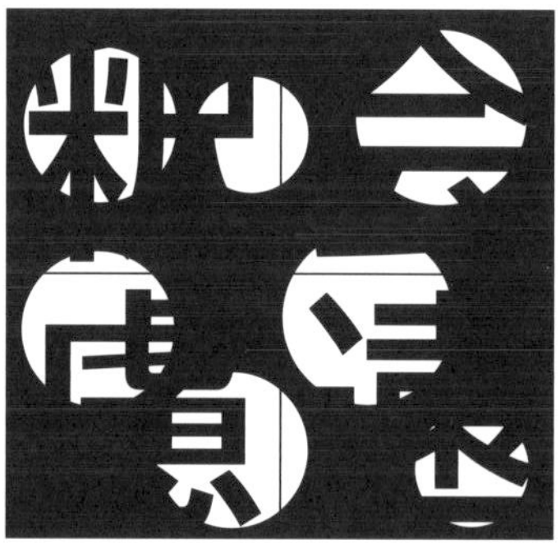

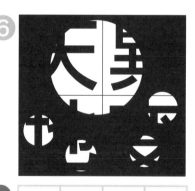

答え

解答 ①時期尚早、②亭主関白、③免許皆伝、④勧善懲悪、⑤賛否両論、⑥天変地異、⑦阿鼻叫喚、⑧臨機応変、⑨遠慮会釈

脳活ポイント

想起力やイメージ力を鍛錬

穴からチラリと見えている４つの漢字から全体を推測することで、脳のイメージ力や想起力が鍛えられます。また、注意力や推理力、直感力を養うこともできると考えられます。

目標時間

50代まで	60代	70代以上
20分	25分	30分

正答数　／18問

かかった時間　分

⑩～⑱のリスト

水　願　攻　奪　成　不　意　強　家　花　睛　与
大　当　落　国　本　流　竜　私　妙　難　生　欲
私　利　殺　就　本　落　兵　即　富　元　画　点

⑩

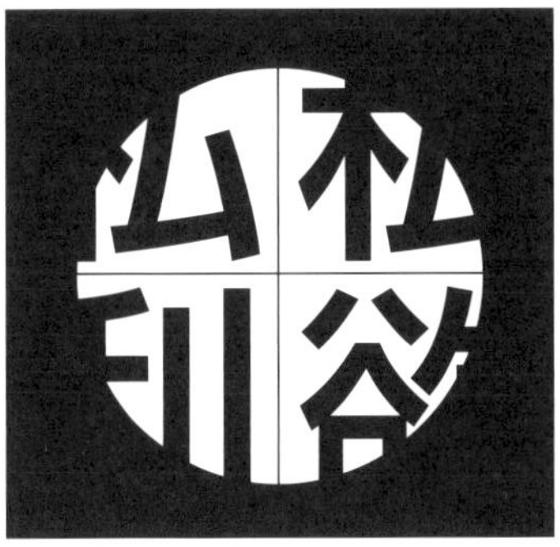

答え

⑪

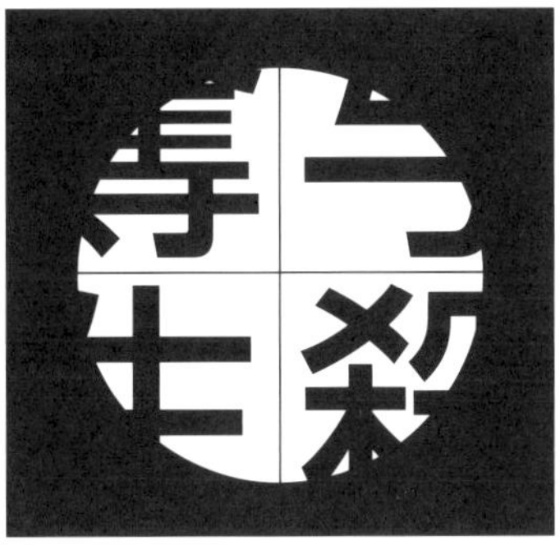

答え

⑫

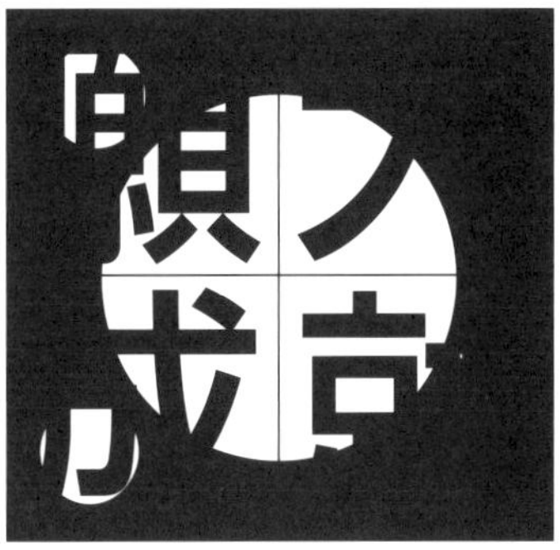

答え

⑬

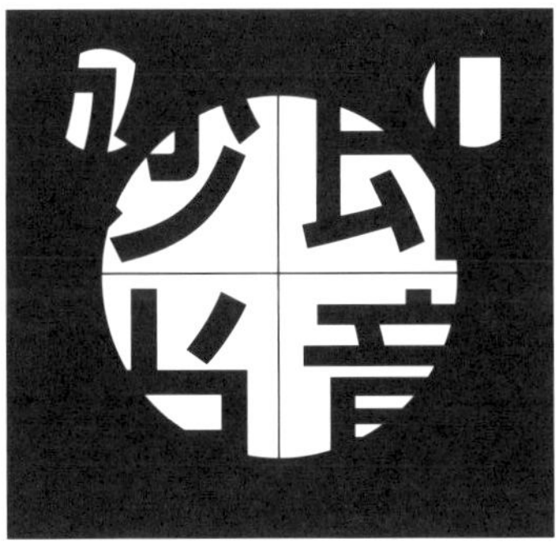

答え

⑭

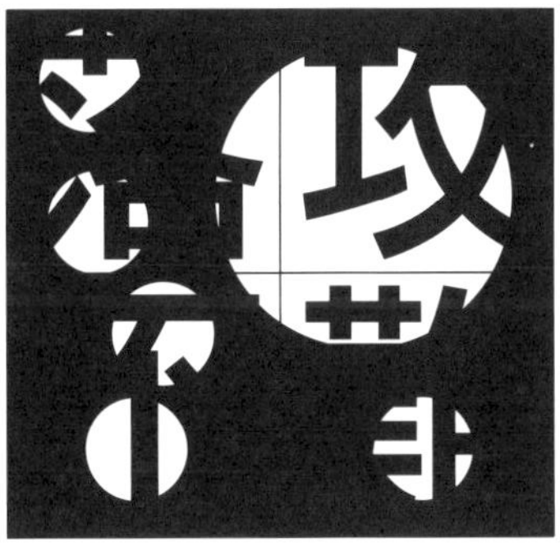

答え

⑮

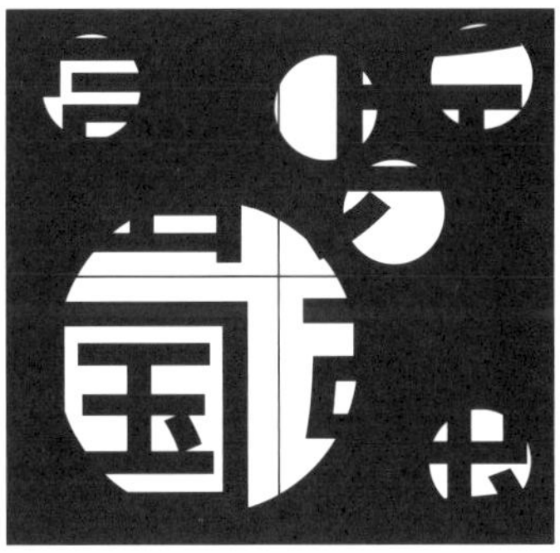

答え

⑯

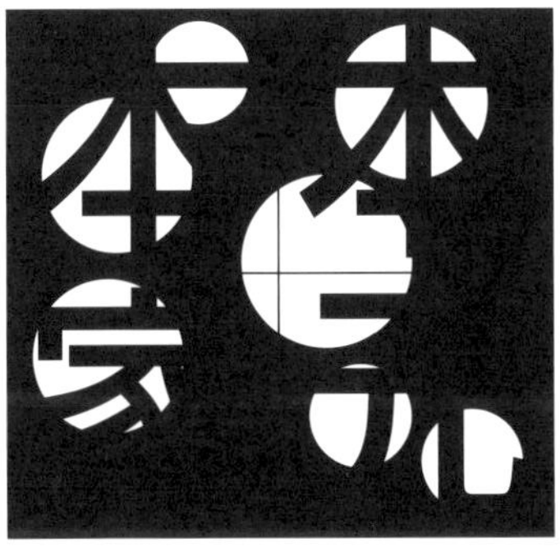

答え

⑰

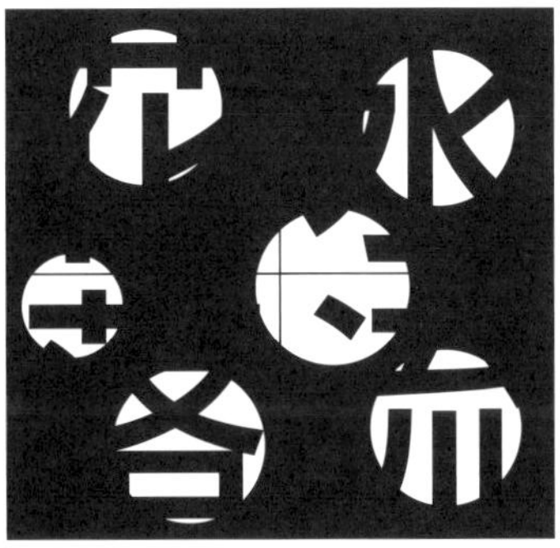

答え

⑱

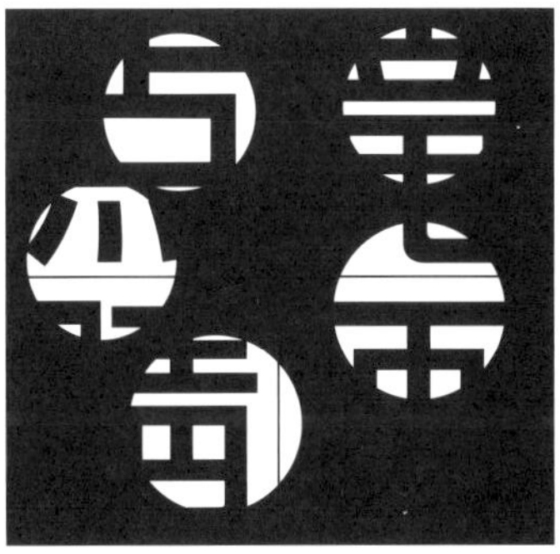

答え

解答　⑩私利私欲、⑪生殺与奪、⑫大願成就、⑬当意即妙、⑭難攻不落、⑮富国強兵、⑯本家本元、⑰落花流水、⑱画竜点睛

12日目 正しい送り仮名二択

実践日

月　日

難易度3★★★☆☆

各問、下線が引いてある部分のひらがなを漢字に直したとき、①か②のどちらかになります。送り仮名が正しくなっているほうを選び、解答欄に①か②で記入してください。

❶ 目に<u>とまる</u>

① 留まる
② 留る

答え □

❷ 子供を<u>あずける</u>

① 預る
② 預ける

答え □

❸ 道に<u>まよう</u>

① 迷う
② 迷よう

答え □

❹ 案内人を<u>つとめる</u>

① 務める
② 務る

答え □

❺ <u>ゆたかな</u>水量

① 豊かな
② 豊な

答え □

❻ 怒って<u>あばれる</u>

① 暴ばれる
② 暴れる

答え □

❼ カゼを<u>ふせぐ</u>

① 防ぐ
② 防せぐ

答え □

❽ 彼女に<u>むくいる</u>

① 報る
② 報いる

答え □

❾ バランスを<u>たもつ</u>

① 保もつ
② 保つ

答え □

❿ <u>まずしい</u>暮らし

① 貧しい
② 貧い

答え □

⓫ 地震に<u>そなえる</u>

① 備る
② 備える

答え □

⓬ 馬<u>こゆる</u>秋

① 肥る
② 肥ゆる

答え □

⓭ 背を<u>くらべる</u>

① 比べる
② 比る

答え □

⓮ 袖が<u>やぶれる</u>

① 破る
② 破れる

答え □

解答 ❶①、❷②、❸①、❹①、❺①、❻②、❼①、❽②、❾②、❿①、⓫②、⓬②、⓭①、⓮②

脳活ポイント

日ごろから注意力が喚起される

日常生活でよく見かけたり、使ったりしている漢字の送り仮名を、正確に覚えているかが試されます。何回も問題を解いているうちに、注意力が喚起され、大切なことの見落としがなくなるでしょう。

目標時間

50代まで	60代	70代以上
15分	20分	25分

正答数 　／28問　　かかった時間 　分

⑮ 食卓を**かこむ**
① 囲む
② 囲こむ
答え

⑯ 国が**さかえる**
① 栄る
② 栄える
答え

⑰ 牛乳を**くわえる**
① 加る
② 加える
答え

⑱ 考えを**あらためる**
① 改める
② 改ためる
答え

⑲ 眠けを**さます**
① 覚す
② 覚ます
答え

⑳ 健康を**ねがう**
① 願う
② 願がう
答え

㉑ 好成績で**よろこんだ**
① 喜んだ
② 喜こんだ
答え

㉒ 返事を**もとめる**
① 求る
② 求める
答え

㉓ 全力を**あげる**
① 挙る
② 挙げる
答え

㉔ 山頂を**きわめる**
① 極る
② 極める
答え

㉕ 努力が実を**むすぶ**
① 結ぶ
② 結すぶ
答え

㉖ 歯が**かける**
① 欠る
② 欠ける
答え

㉗ 家を**たてる**
① 建る
② 建てる
答え

㉘ 身を**かためる**
① 固める
② 固ためる
答え

解答 ⑮①、⑯②、⑰②、⑱①、⑲②、⑳①、㉑①、㉒②、㉓②、㉔②、㉕①、㉖②、㉗②、㉘①

13日目 昭和の人名ドリル

実践日
月　日

難易度④★★★★☆

①～⑳は、昭和に活躍した内閣総理大臣やスポーツ選手などの紹介文です。リストから漢字を選び、それぞれの紹介文に該当する人名を解答欄に書いてください。解答欄のマスの数が人名の文字数です。

内閣総理大臣

① 第45、48～51代の内閣総理大臣。昭和28年３月14日、この首相の発言がきっかけで衆議院が解散されたのは、「バカヤロー解散」と呼ばれる。

答え

② 第61～63代の内閣総理大臣で、昭和49年にアジアへの貢献や非核三原則の提唱を理由にノーベル平和賞を受賞した。

答え

③ 第64・65代の内閣総理大臣で、昭和51年に戦後最大の疑獄事件「ロッキード事件」で逮捕された。

答え

④ 第68・69代の内閣総理大臣で、その口癖から「アーウー宰相」と呼ばれた。昭和55年の在任中に急逝した。

答え

⑤ 第74代で昭和最後の総理大臣。この内閣は、昭和63年に発覚したリクルート事件への関与の疑いで、翌平成元年に総辞職した。

答え

①～⑤のリスト

田	茂	佐	正	角	登
田	下	藤	作	大	中
栄	平	竹	芳	栄	吉

俳優

⑥ 昭和33年に東映ニューフェイスの５期生としてデビューし、映画『仁義なき戦い』『不良番長』シリーズで人気を博す。料理上手で、漬物店の経営やバラエティ番組でも活躍。

答え

⑦ 映画『八甲田山』『幸福の黄色いハンカチ』で第1回日本アカデミー賞主演男優賞を受賞。日本生命のCMでの「自分、不器用ですから」の台詞でも知られる。

答え

⑧ 黒澤明とコンビを組んで『羅生門』『七人の侍』『用心棒』など計15作もの映画の主演を務めた名優。

答え

⑨ 映画『太陽の季節』でデビュー。名作刑事ドラマ『太陽にほえろ！』の藤堂俊介・捜査第一係長役で知られ、「夜霧よ今夜も有難う」などの名曲で歌手としても有名。

答え

⑩ 映画『ビルマの竪琴』『飢餓海峡』などの出演で個性派俳優として知られ、昭和63年の『釣りバカ日誌』のスーさん役としても有名。

答え

⑥～⑩のリスト

船	郎	宮	敏	三	裕	倉
原	高	次	太	石	辰	郎
梅	國	郎	健	夫	連	三

解答 ①吉田茂、②佐藤栄作、③田中角栄、④大平正芳、⑤竹下登、⑥梅宮辰夫、⑦高倉健、⑧三船敏郎、⑨石原裕次郎、⑩三國連太郎

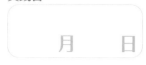

脳活ポイント

若いころの記憶が鮮明になる

記憶力が大いに試されます。昭和の若いころの記憶は、意外と鮮明に残っているはずです。さまざまな分野の有名人を思い出していくうちに、自然とその時代の出来事も鮮明に脳裏に浮かんでくるはずです。

目標時間

50代まで	60代	70代以上
30分	40分	50分

正答数　　／20問

かかった時間　　分

スポーツ選手

⑪「フジヤマのトビウオ」と呼ばれた水泳選手。昭和22年に戦後初の日本選手権で400メートル自由形の世界新記録を樹立。

答え □□□□□

⑫昭和25年に力士を廃業してプロレスラーに転向。必殺技の空手チョップをひと目見ようと、東京都新橋駅前の街頭テレビに2万人が集い歓声を上げた。

答え □□□

⑬1980年代の広島カープの黄金時代を支えた内野手。愛称は「鉄人」。連続試合出場の日本記録を保持。

答え □□□□

⑭昭和45年、テレビ番組『レディズ・チャレンジボウル』収録中に女子プロ初の公認パーフェクトゲームを達成し、爆発的なボウリングブームの立役者となった。

答え □□□□

⑮沖縄出身の元プロボクサーで、昭和51年にWBA世界ジュニアフライ級王者となり、13回連続で防衛。引退後はタレントとしても活躍している。

答え □□□□□

⑪〜⑮のリスト

中 廣 橋 用 雄 子 衣
之 祥 具 道 進 古 笠
志 力 山 律 高 山 堅

コメディアン

⑯「どうもすいません」「体だけは大事にしてください」などの名文句で知られる落語家。昭和37年ごろから始まった演芸ブームの中心的存在となった。

答え □□□□

⑰昭和40年にザ・ドリフターズに加入し、床運動（マット体操）を用いた軽快なコント芸が持ち味。黒ぶち眼鏡がトレードマーク。

答え □□□□

⑱バンド「ハナ肇とクレージーキャッツ」のボーカルで、歌謡曲「スーダラ節」や、映画『ニッポン無責任時代』の主演でも有名。

答え □□□

⑲昭和36年に戸塚睦夫・伊東四朗と「てんぷくトリオ」を結成。「びっくりしたなぁ、もぅ」というギャグが有名。

答え □□□□

⑳昭和41年に坂上二郎と結成した「コント55号」で人気を博し、動きのあるコントや司会業などでも活躍。人気の絶頂期には「視聴率100%男」と呼ばれた。

答え □□□□

⑯〜⑳のリスト

植 本 家 三 等 介 一
伸 三 平 萩 工 木 林
本 事 波 欽 仲

解答　⑪古橋廣之進、⑫力道山、⑬衣笠祥雄、⑭中山律子、⑮具志堅用高、⑯林家三平、⑰仲本工事、⑱植木等、⑲三波伸介、⑳萩本欽一

14日目 漢字熟語しりとり

実践日　　月　　日

難易度4 ★★★★☆

7つの漢字を使い、二字熟語をしりとりで作ります。できた二字熟語の右側の漢字が、次の二字熟語の左側の漢字になります。答えの最初と最後の漢字は１度しか使いません。うまくつながるように埋めてください。

① 調 式 爽 退 快 和 辞

爽□ ▶ □□ ▶ □□ ▶

□□ ▶ □□ ▶ □□

② 忙 根 点 多 球 拠 数

球□ ▶ □□ ▶ □□ ▶

□□ ▶ □□ ▶ □□

③ 走 介 裂 鮮 助 魚 破

鮮□ ▶ □□ ▶ □□ ▶

□□ ▶ □□ ▶ □□

④ 付 供 録 面 寄 画 子

寄□ ▶ □□ ▶ □□ ▶

□□ ▶ □□ ▶ □□

⑤ 司 以 釈 参 会 降 上

□□ ▶ □□ ▶ 参□ ▶

□□ ▶ □□ ▶ □□

⑥ 示 熱 添 意 加 談 表

□□ ▶ □□ ▶ 熱□ ▶

□□ ▶ □□ ▶ □□

⑦ 馬 入 撤 券 門 収 出

□□ ▶ □□ ▶ 入□ ▶

□□ ▶ □□ ▶ □□

⑧ 里 菜 手 郷 切 親 前

□□ ▶ □□ ▶ 親□ ▶

□□ ▶ □□ ▶ □□

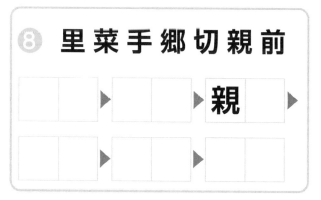

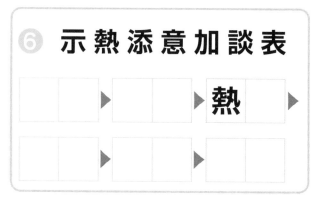

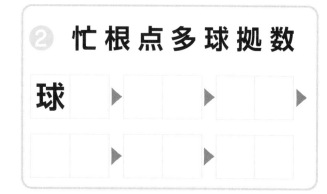

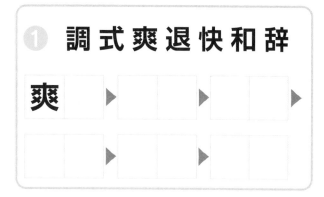

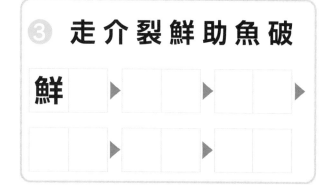

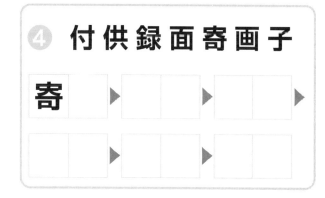

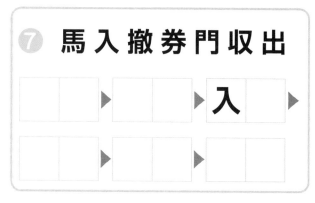

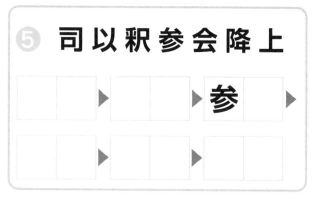

脳活ポイント

言語中枢を一段と磨く！

熟語をしりとりのようにつなげて並べることで、言語中枢である側頭葉を活性化させる効果が期待できます。また、想起力と洞察力、情報処理力も大いに鍛えられます。

目標時間

50代まで	60代	70代以上
30分	45分	60分

正答数 ／16問　かかった時間 分

⑨ 屈代年閏始理末

閏□ ▶ □□ ▶ □□ ▶
□□ ▶ □□ ▶ □□

⑩ 途楽用田方器向

田□ ▶ □□ ▶ □□ ▶
□□ ▶ □□ ▶ □□

⑪ 区筆地像執跡画

執□ ▶ □□ ▶ □□ ▶
□□ ▶ □□ ▶ □□

⑫ 足号過遠音疎符

過□ ▶ □□ ▶ □□ ▶
□□ ▶ □□ ▶ □□

⑬ 集果際収結実限

□□ ▶ □□ ▶ 結□ ▶
□□ ▶ □□ ▶ □□

⑭ 栄機接冠見待会

□□ ▶ □□ ▶ 機□ ▶
□□ ▶ □□ ▶ □□

⑮ 税導刻率遅印先

□□ ▶ □□ ▶ 印□ ▶
□□ ▶ □□ ▶ □□

⑯ 住庫存推所移在

□□ ▶ □□ ▶ 住□ ▶
□□ ▶ □□ ▶ □□

※解答は85ページをご覧ください

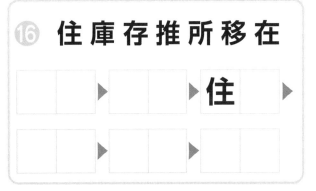

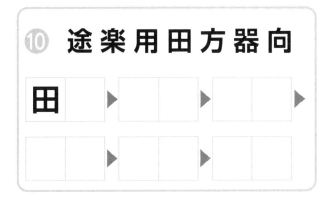

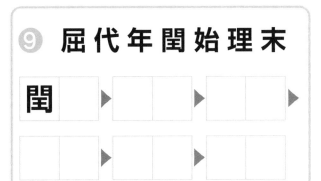

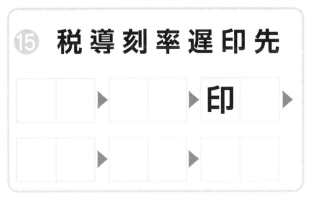

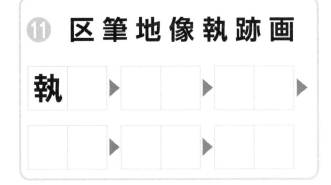

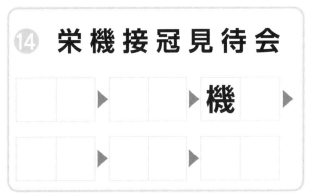

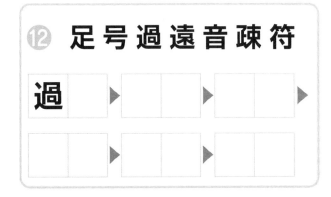

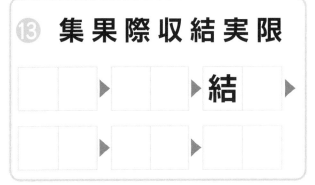

15日目 漢字推理ドリル

実践日　　月　　日

難易度5★★★★★

各問、A～Hの各マスに漢字1字を入れ、それぞれ三字熟語か四字熟語にしてください。❶～❹各問の番号が同じマスには、同じ漢字が入ります。熟語が1つできるごとに正解とします。

❶

Ⓐ □①□②便
ヒント 荷物を届ける

Ⓑ □③□①□④機
ヒント 出勤や登校を停止

Ⓒ □③□⑤□③演
ヒント 手っ取り早くいうとひとり芝居

Ⓓ 緩□⑥□③□⑦
ヒント 思い通りに操る

Ⓔ □⑤□⑧衣
ヒント 僧侶が着る服

Ⓕ □④□⑨室

Ⓖ 集□⑨□⑩□①

Ⓗ □⑦□①□⑪□⑧

❷

Ⓐ □①□②□①退
ヒント 状態がよくなったり悪くなったりする

Ⓑ □①□③□④秋
ヒント 待ち遠しいこと

Ⓒ □⑤年□⑥□③
ヒント 個人情報

Ⓓ □④客□⑦□⑧
ヒント 代わる代わる人が訪れる

Ⓔ □⑨羅□⑦□⑩
ヒント この世にあるすべてのもの

Ⓕ 有□⑩□⑪□⑩

Ⓖ □①□⑤懸□⑫

Ⓗ □③□②□⑥□⑬

解答 ❶Ⓐ宅配便、Ⓑ自宅待機、Ⓒ自作自演、Ⓓ緩急自在、Ⓔ作務衣、Ⓕ待合室、Ⓖ集合住宅、Ⓗ在宅勤務、
❷Ⓐ一進一退、Ⓑ一日千秋、Ⓒ生年月日、Ⓓ千客万来、Ⓔ森羅万象、Ⓕ有象無象、Ⓖ一生懸命、Ⓗ日進月歩

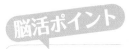

脳活ポイント

直感力と推理力を鍛える

空欄に入る漢字をパズルのように推理するため、直感力や推理力、想起力が鍛えられます。また、言語をつかさどる側頭葉が活性化し、国語力や語彙力の鍛錬にも大いに役立つと考えられます。

目標時間

50代まで	60代	70代以上
20分	25分	30分

正答数 ／32問　かかった時間 分

❸

Ⓐ □① 技 □②
ヒント スポーツでよく使われる言葉

Ⓑ □③ 葉 □④
ヒント 日本最古とされる和歌の書籍

Ⓒ □⑤ □② 検 □⑥
ヒント 空港でのボディチェックを日本語で

Ⓓ □③ □⑦ 旗
ヒント 運動会などでよく見られる世界中の旗

Ⓔ □⑧ □⑤ □⑨ 頭
ヒント ひたすら謝罪すること

Ⓕ 群 □④ □① □⑩

Ⓖ □⑨ 姿 □⑪

Ⓗ □⑦ □⑪ □⑫ □⑥

❹

Ⓐ □① □② 計
ヒント 高熱注意

Ⓑ □③ □① 模 □④
ヒント 理科室で見かける人形

Ⓒ □⑤ □③ □⑥ 到
ヒント 誰も成し遂げたことがないこと

Ⓓ □⑦ 雨 □⑤ □⑧
ヒント 5～6月にやってくる

Ⓔ □⑨ 幹 □⑧
ヒント のぞみ・ひかり・こだま

Ⓕ □⑥ □⑩ 数

Ⓖ □⑨ □③ 選 □⑪

Ⓗ □② □⑫ □⑩ □⑨

解答 ❸Ⓐ心技体、Ⓑ万葉集、Ⓒ身体検査、Ⓓ万国旗、Ⓔ平身低頭、Ⓕ群集心理、Ⓖ低姿勢、Ⓗ国勢調査、
❹Ⓐ体温計、Ⓑ人体模型、Ⓒ前人未到、Ⓓ梅雨前線、Ⓔ新幹線、Ⓕ未知数、Ⓖ新人選手、Ⓗ温故知新

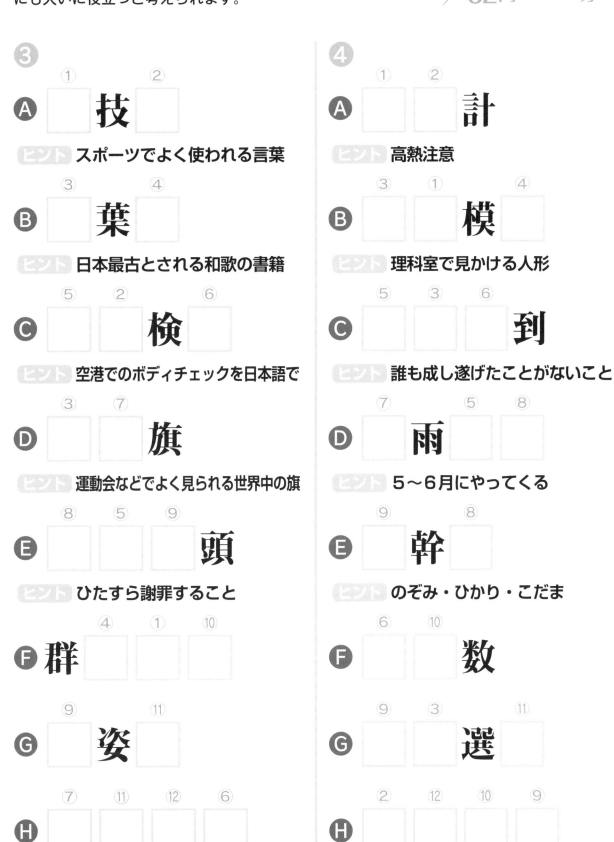

16日目 バラバラ言葉

実践日

月　日

難易度④★★★★☆

各問のカタカナは、ある言葉をバラバラにしたものです。ヒントを参考にして正しく並べ替え、もとの言葉を漢字で答えてください。□には漢字１文字が入り、ひらがながあれば表示されています。

① マワノアガ

□の□

ヒント　七夕　銀河

② イカンセイサ

□□□□

ヒント　屋久島　白神山地

③ カケナエンノン

□□の□

ヒント　ライバル　水と油

④ ナネミトシモノヨツ

□□□

ヒント　牛若丸　平泉

⑤ ダミンインゼモ

□□□□

ヒント　大変な出来事　初耳

⑥ キウンテヨホ

□□□□

ヒント　雨雲　気温

⑦ ニソンクンサモ

□□□□

ヒント　クズ　投げ売り

⑧ ウコジカッギイド

□□□□□

ヒント　永田町　テレビ中継

⑨ ノマネウミツブミニン

□の□に□□

ヒント　いうだけムダ　無効

⑩ ヨショイノウウジャフ

□□の□□□

ヒント　不健康　坊主の不信心

解答　①天の川、②世界遺産、③犬猿の仲、④源義経、⑤前代未聞、⑥天気予報、⑦二束三文、⑧国会議事堂、⑨馬の耳に念仏、⑩医者の不養生

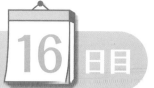

脳活ポイント

認知力が驚くほど強化される

問題を読んだときに、その語感にとらわれてしまうと答えが見つかりにくくなります。問題を構成しているカタカナ１つずつに注目すると、答えが浮かんできます。くり返せば認知力が驚くほど強化されます。

目標時間

50代まで	60代	70代以上
20分	25分	30分

正答数　／20問

かかった時間　分

⑪ シコンエウ

□□□

ヒント 高校野球　兵庫県

⑫ ツキョソシギウ

□□□

ヒント 仰げば尊し　証書

⑬ コスミメバヤ

□めば□

ヒント 居心地　慣れた場所

⑭ テロンロブ

□□□□

ヒント 入浴　屋外

⑮ ヒオリシガ

□□□り

ヒント 海岸　アサリ

⑯ コハンセビウナ

□□□□

ヒント 夏の風物詩　パチパチ

⑰ チチエイゴイ

□□□□

ヒント 二度とない　茶道の言葉

⑱ ヒレントョウシイク

□□□□

ヒント 電子レンジ　長期保存

⑲ ゴイセンシウョナ

□□□□

ヒント 春はあけぼの　平安時代

⑳ メウチタイヒニロ

□□□□□

ヒント 娘と息子　出生順

解答 ⑪甲子園、⑫卒業式、⑬住めば都、⑭露天風呂、⑮潮干狩り、⑯線香花火、⑰一期一会、⑱冷凍食品、⑲清少納言、⑳一姫二太郎

17日目 漢字結び四字熟語

実践日

月　日

難易度 4 ★★★★☆

A～D群、E～H群の囲みの中にある漢字をそれぞれ1字ずつ、順に結びつけて、合計で24個の四字熟語を作ってください。A～D群、E～H群の漢字は1回ずつ、すべて用います。解答は順不同です。

A群		B群		C群		D群	
閑	喜	千	画	山	一	反	行
集	海	色	鬼	夜	無	面	規
二	日	進	話	自	直	致	用
満	自	子	答	背	休	火	下
百	問	中	転	定	月	賛	題
急	杓	場	律	満	砲	千	歩

	A群	B群	C群	D群
①				
②				
③				
④				
⑤				
⑥				

	A群	B群	C群	D群
⑦				
⑧				
⑨				
⑩				
⑪				
⑫				

解答 ❶～⑫閑話休題・海千山千・喜色満面・二律背反・自画自賛・日進月歩・集中砲火・百鬼夜行・満場一致・杓子定規・問答無用・急転直下

脳活ポイント

ひらめきと直感力が磨かれる

漢字一つひとつを見ると、さまざまな熟語が浮かんでくると思いますが、それぞれを関連付けて熟語にするには、ひらめきが不可欠です。パッと見てどれとどれが結びつきそうか、直感力を磨きましょう。

目標時間

50代まで	60代	70代以上
15分	25分	30分

正答数　／24問

かかった時間　分

E群		F群		G群		H群	
異	意	味	後	曲	深	体	語
変	大	刀	理	難	同	長	折
一	孤	口	田	三	同	音	水
舌	無	先	幻	無	引	寸	援
単	紆	立	言	直	自	在	入
前	我	余	心	不	壮	題	覚

	E群	F群	G群	H群
⑬				
⑭				
⑮				
⑯				
⑰				
⑱				

	E群	F群	G群	H群
⑲				
⑳				
㉑				
㉒				
㉓				
㉔				

解答 ⑬～㉔ 我田引水・大言壮語・一心同体・意味深長・舌先三寸・単刀直入・前後不覚・孤立無援・異口同音・紆余曲折・無理難題・変幻自在

18日目 二字熟語クロス

実践日

月　日

難易度④★★★★☆

下のリストから、上下左右にある漢字と組み合わせて二字熟語を４つ作れる漢字を選び、中央のマスに記入します。ページごとに16問すべて解いたら、リストに残った４字の漢字から四字熟語を作ってください。

①

	左	
座		手
	側	

②

	取	
吸		力
	導	

③

	極	
神		曲
	勝	

④

	途	
背		指
	止	

⑤

	河	
児		顔
	話	

⑥

	化	
見		費
	食	

⑦

	趣	
意		覚
	方	

⑧

	幹	
全		位
	屋	

⑨

	筆	
暗		号
	事	

⑩

	国	
公		計
	紋	

⑪

	習	
十		幕
	画	

⑫

	自	
理		緒
	来	

⑬

	賛	
褒		術
	容	

⑭

	防	
節		銀
	玉	

⑮

	助	
伝		霊
	及	

⑯

	落	
太		動
	炎	

①～⑯のリスト

味　休　由　学　水　引　部
勤　右　美　言　日　家　出
中　童　陽　字　楽　記

⑰ 四字熟語の答え

答え □□□□

解答 ①右、②引、③楽、④中、⑤童、⑥学、⑦味、⑧部、⑨記、⑩家、⑪字、⑫由、⑬美、⑭水、⑮言、⑯陽、⑰＜四字熟語の答え＞休日出勤

脳活ポイント

思考力と想起力を磨く！

４つの二字熟語に共通する漢字を探すのに必要な思考力や想像力・洞察力や、漢字を思い出す想起力が養われると考えられます。また、漢字力や語彙力を向上させる効果も期待できるでしょう。

目標時間

50代まで	60代	70代以上
25分	35分	45分

正答数	かかった時間
／34問	分

⑱ 上：久　左：敬　右：足　下：慮

⑲ 上：統　左：唯　右：角　下：括

⑳ 上：高　左：音　右：状　下：乱

㉑ 上：交　左：風　右：儀　下：行

㉒ 上：内　左：教　右：学　下：目

㉓ 上：桜　左：巻　右：塚　下：柱

㉔ 上：意　左：発　右：現　下：情

㉕ 上：仰　左：寒　右：気　下：然

㉖ 上：生　左：抜　右：目　下：口

㉗ 上：解　左：追　右：電　下：送

㉘ 上：瞬　左：股　右：奏　下：隔

㉙ 上：胃　左：火　右：指　下：局

㉚ 上：復　左：直　右：省　下：巣

㉛ 上：屈　左：衣　右：用　下：飾

㉜ 上：達　左：鉄　右：相　下：脈

㉝ 上：山　左：台　右：見　下：態

⑱～㉝のリスト

行　帰　波　科　天　空　流
放　遠　低　薬　一　間　人
飛　形　糸　貝　服　表

㉞ 四字熟語の答え

答え

解答
⑱遠、⑲一、⑳波、㉑流、㉒科、㉓貝、㉔表、㉕天、㉖糸、㉗放、㉘間、㉙薬、㉚帰、㉛服、㉜人、㉝形、㉞＜四字熟語の答え＞低空飛行

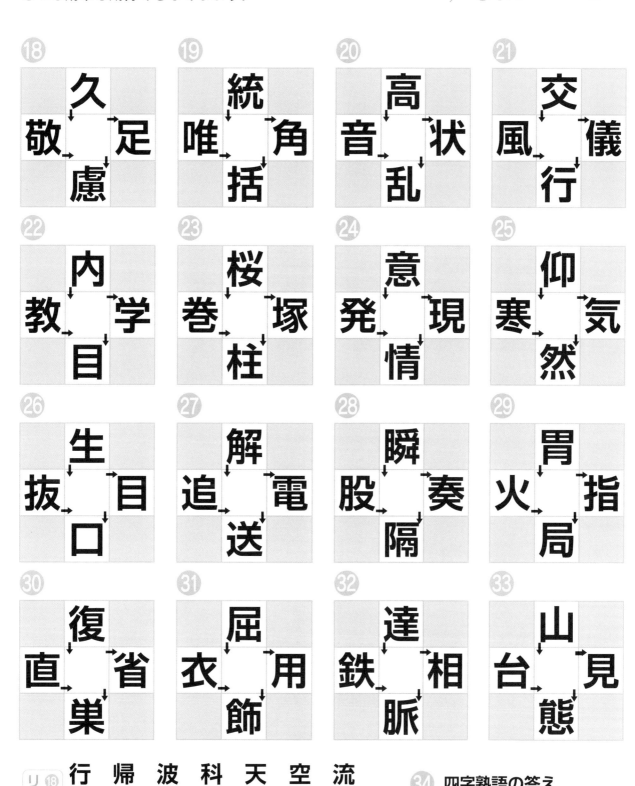

19日目 ことわざ間違い探し

実践日

月　日

難易度❸★★★☆☆

❶～㉔には、日常よく使われることわざや慣用句が並んでいますが、それぞれ１ヵ所、間違った漢字が使われています。その間違った漢字を見つけ、正しい漢字に改めてください。

❶ 匂い椎茸 味しめじ　誤□ 正▶□

❷ 似た子を起こす　誤□ 正▶□

❸ 旬眠暁を覚えず　誤□ 正▶□

❹ 国優れて忠臣あらわる　誤□ 正▶□

❺ 実るほど頭の上がる稲穂かな　誤□ 正▶□

❻ 一等地を抜く　誤□ 正▶□

❼ 勤勉は成功の親　誤□ 正▶□

❽ 手に塩を握る　誤□ 正▶□

❾ 所変われば家変わる　誤□ 正▶□

❿ 親の因果が孫に報う　誤□ 正▶□

⓫ 寄らば大樹の隅　誤□ 正▶□

⓬ 兄弟は知人の始まり　誤□ 正▶□

解答　❶椎→松、❷似→寝、❸旬→春、❹優→乱、❺上→下、❻等→頭、❼親→母、❽塩→汗、❾家→品、❿孫→子、⓫隅→陰、⓬知→他

脳活ポイント

文字に集中して注意力を高める

会話などでよく使われることわざを集めてありますが、注意力が衰えていると気づけない間違いが含まれています。素早く解こうとせずに、文字をじっくり見て集中力を高めながら解きましょう。

目標時間

50代まで	60代	70代以上
15分	20分	25分

正答数　／24問

かかった時間　分

⑬ 急がば走れ　誤□　正▶□

⑭ 海を見て森を見ず　誤□　正▶□

⑮ 辛抱する木に実がなる　誤□　正▶□

⑯ 青転の霹靂　誤□　正▶□

⑰ 堪忍袋の尾が切れる　誤□　正▶□

⑱ 知恵は万代の金　誤□　正▶□

⑲ 灯台元暗し　誤□　正▶□

⑳ 年貢の締め時　誤□　正▶□

㉑ 煮ても剥いても食えぬ　誤□　正▶□

㉒ 水清ければ鳥棲まず　誤□　正▶□

㉓ 純綿で首をしめる　誤□　正▶□

㉔ 言いたいことは七日言え　誤□　正▶□

解答　⑬走→回、⑭海→木、⑮実→金、⑯転→天、⑰尾→緒、⑱金→宝、⑲元→下、⑳締→納、㉑剥→焼、㉒鳥→魚、㉓純→真、㉔七→明

20日目 三字熟語完成クイズ

実践日　　月　　日

難易度4 ★★★★☆

各問、空欄の□に当てはまる正しい漢字を下のリストの中から選んで、三字熟語を完成させてください。

①～⑧⑰～㉔のヒントの中には、使わない漢字が2つ含まれています。

①	②	③	④	⑨	⑩	⑪	⑫
競	大	青	内	□	□	□	□
□	□	□	□	吹	台	駄	一
心	言	真	慶	□	□	□	□

⑤	⑥	⑦	⑧	⑬	⑭	⑮	⑯
突	無	五	満	□	□	□	□
□	□	□	□	骨	作	里	方
子	蔵	雨	下	□	□	□	□

●使わないものもある

①～⑧のリスト

争　尽　番　写
天　納　拍　弁
月　朋

●すべて使う

⑨～⑯のリスト

韋　間　骨　眼
真　体　頂　千
天　花　髪　雪
法　無　屋　立

解答　①争、②納、③写、④弁、⑤拍、⑥尽、⑦月、⑧天、⑨花・雪、⑩屋・骨、⑪韋・天、⑫間・髪、⑬真・頂、⑭無・法、⑮千・眼、⑯立・体

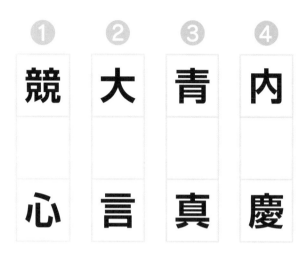

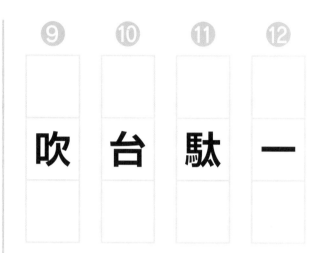

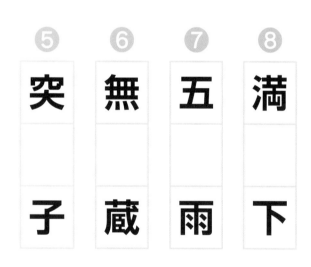

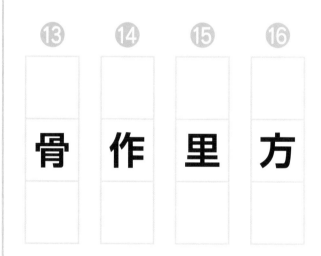

脳活ポイント

想起力と思考力を同時に刺激

漢字２文字が枠内にある場合は、なるべくヒントに頼らず答えてみましょう。漢字１文字の場合は、想起力をフル活用して三字熟語を思い出します。漢字が持つ意味から思考力も駆使して解答しましょう。

目標時間

50代まで	60代	70代以上
20分	30分	40分

正答数 ／32問　　かかった時間 分

⑰	⑱	⑲	⑳
丼	半	直	青
定	通	判	原

㉑	㉒	㉓	㉔
一	感	無	出
事	量	作	高

●使わないものもある

⑰～㉔のリスト

海　来　勘　可
制　大　談　能
造　無

㉕	㉖	㉗	㉘
頂	不	数	療

㉙	㉚	㉛	㉜
本	世	通	思

●すべて使う

㉕～㉜のリスト

荒　有　議　決
山　尽　神　天
総　多　不　治
次　理　代　力

解答 ⑰勘、⑱可、⑲談、⑳海、㉑大、㉒無、㉓造、㉔来、㉕有・天、㉖理・尽、㉗多・決、㉘荒・治、㉙総・山、㉚次・代、㉛神・力、㉜不・議

21日目 漢字連想クイズ

実践日

月　日

難易度3★★★☆☆

❶～⑳のそれぞれのひらがなは、ある言葉がバラバラになって並んでいるものです。その言葉を正しく並べて漢字でカッコ内に書き、その言葉と一番関連の深い言葉を下の4つの中から選んで○をつけてください。

❶ いっらかせ

（　　　　）

アーモンド　ピーナッツ
クルミ　マカダミアナッツ

❷ あたきやり

（　　　　）

佐賀県　熊本県
山口県　青森県

❸ ごょみうちに

（　　　　）

おととい　きのう
あす　あさって

❹ めしょうちちん

（　　　　）

お正月　夏祭り
クリスマス　誕生日

❺ かむいざけんぶい

（　　　　）

建物　自然
天体　伝統

❻ ううてょちん

（　　　　）

平坦　維持
絶頂　どん底

❼ ぶえどんうつ

（　　　　）

調査員　飼育員
販売員　乗組員

❽ こうんきゅし

（　　　　）

汗　涙
息　熱

❾ ばんわんうでご

（　　　　）

通信　建築
医療　会計

❿ くがかきごうん

（　　　　）

健康　安産
安全　受験

解答 ❶落花生ーピーナッツ、❷有田焼ー佐賀県、❸明後日ーあさって、❹七面鳥ークリスマス、❺無形文化財ー伝統、❻有頂天ー絶頂、❼動物園ー飼育員、❽深呼吸ー息、❾電話番号ー通信、❿合格祈願ー受験

脳活ポイント

情報処理能力と洞察力が根づく

ひらがなを全体に眺めたときに、答えが浮かび上がってくるようなら、情報処理能力と洞察力がかなり鍛えられています。わからなければ、想起力を刺激する厳選された４つの言葉を参考にしてください。

目標時間

50代まで	60代	70代以上
15分	25分	30分

正答数 ／20問

かかった時間 分

⑪ らとがしう

（　　　　）

酸味料　通話料
香辛料　甘味料

⑫ せりいだき

（　　　　）

石　ガラス
紙　ゴム

⑬ ぼっずうみか

（　　　　）

続く　続かない
起きる　起きない

⑭ となかいせい

（　　　　）

新潟県　愛媛県
千葉県　青森県

⑮ しうじろちくゅ

（　　　　）

いつも　めったに
時々　たまに

⑯ うりうこゅ

（　　　　）

一日じゅう　一時的
永久的　週末

⑰ かいっいんて

（　　　　）

走る　休む
歩く　回る

⑱ りんみょうか

（　　　　）

辛い　酸っぱい
甘い　しょっぱい

⑲ くしょうきこん

（　　　　）

ワルツ　シンフォニー
ロック　マーチ

⑳ いかたつすんぶ

（　　　　）

ナス　パン
牛肉　卵

解答 ⑪唐辛子ー香辛料、⑫大理石ー石、⑬三日坊主ー続かない、⑭瀬戸内海ー愛媛県、⑮四六時中ーいつも、⑯流行ー一時的、⑰一回転ー回る、⑱甘味料ー甘い、⑲行進曲ーマーチ、⑳炭水化物ーパン

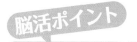

22日目 読み仮名しりとり

実践日

月　日

難易度5★★★★★

各問、漢字で書かれた６つの言葉の読み方で、しりとりを作ってください。読み方の最後の文字が、次の読み方の最初にきます。解答欄には、①～⑥の番号を書いてください。

1

①律儀　②金屏風
③有為転変　④義理人情
⑤物理　⑥好景気

□▶□▶□▶□▶□▶□

2

①印紙　②小春日和
③浮気　④良妻賢母
⑤兄弟姉妹　⑥煩悩

□▶□▶□▶□▶□▶□

3

①幕末　②人気商売
③伯母　④逸話
⑤佃煮　⑥若女将

□▶□▶□▶□▶□▶□

4

①地価　②血糖値
③風光明媚　④万国博覧会
⑤鎌倉幕府　⑥色気

□▶□▶□▶□▶□▶□

5

①串団子　②裏地
③節穴　④自業自得
⑤主婦　⑥南北朝

□▶□▶□▶□▶□▶□

6

①海王星　②貯金箱
③吟醸酒　④投下
⑤恋人　⑥異種格闘技

□▶□▶□▶□▶□▶□

7

①種子島　②五分五分
③幕下　④舞台挨拶
⑤端午　⑥子守歌

□▶□▶□▶□▶□▶□

8

①空前絶後　②勧告
③吸血鬼　④呉越同舟
⑤有象無象　⑥客単価

□▶□▶□▶□▶□▶□

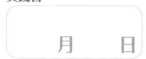

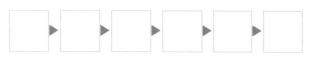

脳活ポイント

国語力や想起力を磨く

漢字で書かれた６つの言葉を頭の中で読み仮名に変換し、しりとりを作ることで脳の言語中枢が刺激され、国語力や読み方を思い出す想起力が著しく磨かれます。

目標時間

50代まで	60代	70代以上
20分	25分	30分

正答数 ／16問　かかった時間 分

⑨

①運転席　②空理空論
③自給自足　④金一封
⑤鬼才　⑥一言居士

□▶□▶□▶□▶□▶□

⑩

①衝立　②油断大敵
③古今東西　④手拍子
⑤白子　⑥起承転結

□▶□▶□▶□▶□▶□

⑪

①急転直下　②野沢菜
③曲者　④感無量
⑤半額　⑥生意気

□▶□▶□▶□▶□▶□

⑫

①徒競走　②一朝一夕
③八重桜　④宇都宮
⑤帰途　⑥線状降水帯

□▶□▶□▶□▶□▶□

⑬

①剃刀　②組合
③炎天下　④美辞麗句
⑤意固地　⑥竜頭蛇尾

□▶□▶□▶□▶□▶□

⑭

①筑前煮　②漫画
③荒唐無稽　④額縁
⑤切磋琢磨　⑥二重底

□▶□▶□▶□▶□▶□

⑮

①雑木林　②号外
③壮言大語　④理想郷
⑤勝訴　⑥一望千里

□▶□▶□▶□▶□▶□

⑯

①世迷言　②一石二鳥
③雨天中止　④匿名
⑤近代史　⑥執行猶予

□▶□▶□▶□▶□▶□

※解答は86ページをご覧ください

23日目 反対語発見クイズ

実践日
月　日

難易度③★★★☆☆

①～⑧に示した二字熟語の反対語をページ下のリストの漢字をすべて使って、右の解答欄に書いてください。なお、問題は8問ごとにAブロックからDブロックまで分かれています。

A

① 例外 ▶ □□

② 安定 ▶ □□

③ 永劫 ▶ □□

④ 短小 ▶ □□

⑤ 早退 ▶ □□

⑥ 録画 ▶ □□

⑦ 平和 ▶ □□

⑧ 明確 ▶ □□

Aのリスト

曖 戦 昧 間 況 遅
瞬 刻 実 争 変 長
原 大 動 則

B

① 養殖 ▶ □□

② 立体 ▶ □□

③ 実践 ▶ □□

④ 片道 ▶ □□

⑤ 目的 ▶ □□

⑥ 裕福 ▶ □□

⑦ 不足 ▶ □□

⑧ 起床 ▶ □□

Bのリスト

過 寝 天 論 手 復
就 面 困 然 往 理
平 貧 剰 段

解答 A①原則、②変動、③瞬間、④長大、⑤遅刻、⑥実況、⑦戦争、⑧曖昧
B①天然、②平面、③理論、④往復、⑤手段、⑥貧困、⑦過剰、⑧就寝

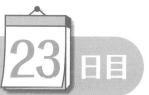

脳活ポイント

記憶力がよく鍛えられアレソレが解消

記憶している膨大な言葉のストックから反対語を探しだす作業で、記憶力がよく鍛えられます。探すときに言葉の意味を確認するので、認知力にも磨きがかかり、続ければ「アレソレ」がなくなります。

目標時間

50代まで	60代	70代以上
20分	30分	40分

正答数 ／32問

かかった時間 分

C

1. 汚染 ▶ □□
2. 受理 ▶ □□
3. 圧勝 ▶ □□
4. 快楽 ▶ □□
5. 開始 ▶ □□
6. 利得 ▶ □□
7. 和解 ▶ □□
8. 定例 ▶ □□

Cのリスト
敗 下 失 浄 却 臨
裂 苦 清 終 時 痛
完 了 決 損

D

1. 精神 ▶ □□
2. 固定 ▶ □□
3. 綿密 ▶ □□
4. 簡略 ▶ □□
5. 連続 ▶ □□
6. 勤勉 ▶ □□
7. 集合 ▶ □□
8. 冒頭 ▶ □□

Dのリスト
惰 発 体 尾 移 肉
怠 末 動 雑 解 単
詳 粗 細 散

解答
C ①清浄、②却下、③完敗、④苦痛、⑤終了、⑥損失、⑦決裂、⑧臨時
D ①肉体、②移動、③粗雑、④詳細、⑤単発、⑥怠惰、⑦解散、⑧末尾

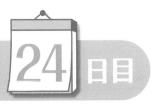

24日目 四字熟語推理クロス

実践日

月　日

難易度❹★★★★☆

各問には４つの三字熟語が並んでいます。それぞれの三字熟語の空欄（□）①～④の漢字を組み合わせると四字熟語になるので、①～④に入る漢字を推理して解答欄に記入してください。

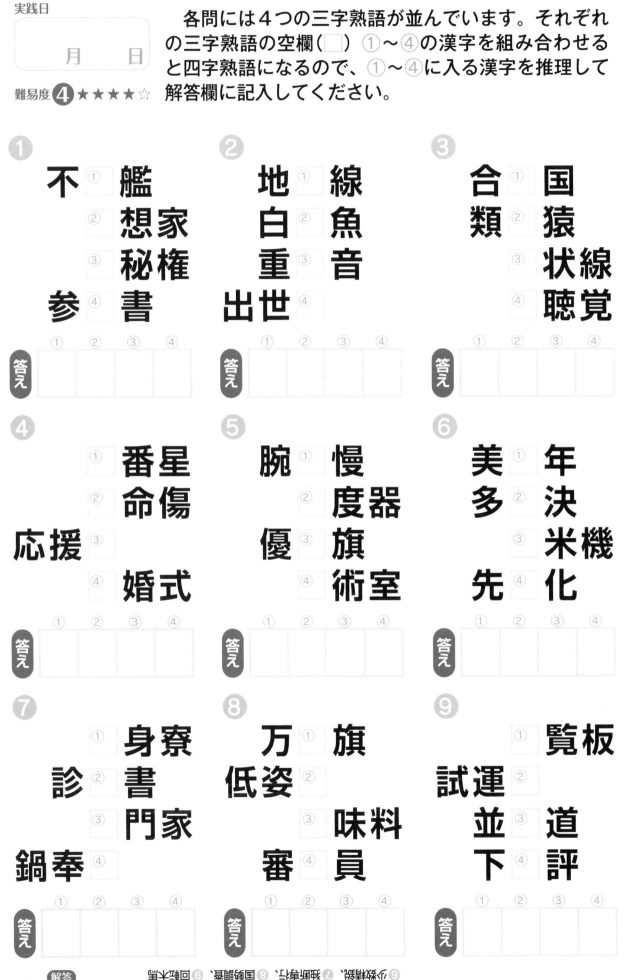

❶
不①艦
①想家
③秘権
参④書

答え ①□ ②□ ③□ ④□

❷
地①線
白②魚
重③音
出世④

答え ①□ ②□ ③□ ④□

❸
合①国
類②猿
③状線
④聴覚

答え ①□ ②□ ③□ ④□

❹
①番星
②命傷
応援③
④婚式

答え ①□ ②□ ③□ ④□

❺
腕①慢
②度器
優③旗
④術室

答え ①□ ②□ ③□ ④□

❻
美①年
多②決
③米機
先④化

答え ①□ ②□ ③□ ④□

❼
①身寮
診②書
③門家
鍋奉④

答え ①□ ②□ ③□ ④□

❽
万①旗
低姿②
③味料
審④員

答え ①□ ②□ ③□ ④□

❾
①覧板
試運②
並③道
下④評

答え ①□ ②□ ③□ ④□

解答 ❶沈思黙考、❷平身低頭、❸衆人環視、❹一致団結、❺自分勝手、❻少数精鋭、❼独断専行、❽国勢調査、❾回転木馬

脳活ポイント

推理力と言語中枢が発達する

最終的な答えを見つけるのに、いろいろな角度から問題を考える推理力が養えます。見慣れない三字熟語があれば、このさい記憶しましょう。言語中枢が刺激されて、日ごろの会話に語彙が増えるはずです。

目標時間

50代まで	60代	70代以上
20分	30分	40分

正答数	かかった時間
／18問	分

⑩

未	①	成
	②	速力
	③	礼講
不可	④	

答え ① ② ③ ④

⑪

出	①	口
仕事	②	
飛	③	機
先	④	国

答え ① ② ③ ④

⑫

	①	輪際
婦人	②	
鉄砲	③	
不	④	理

答え ① ② ③ ④

⑬

全盛	①	
片手	②	
無	③	大
	④	期券

答え ① ② ③ ④

⑭

江戸	①	
	②	上国
博	③	湾
避	④	所

答え ① ② ③ ④

⑮

正	①	感
公	②	員
宣	③	師
体	④	祭

答え ① ② ③ ④

⑯

	①	政省
宅配	②	
	③	組表
青信	④	

答え ① ② ③ ④

⑰

警	①	器
遊歩	②	
	③	動力
	④	係者

答え ① ② ③ ④

⑱

耐	①	皿
	②	豆腐
	③	費税
解	④	剤

答え ① ② ③ ④

解答 ⑩完全無欠、⑪入場行進、⑫金科玉条、⑬期間限定、⑭前途多難、⑮義務教育、⑯郵便番号、⑰報道機関、⑱熱湯消毒

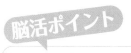

25日目 決めろ！漢字1字

実践日

月　日

難易度③★★★☆☆

①～㉔の各問にある2つの空マスには同じ漢字が入ります。その漢字をヒントの中から1つずつ選んで空マスに入れ、漢字4～5文字の言葉を作ってください。リストの中には答えに用いない漢字が6個あります。

①～⑫のリスト

鋭	誠	桐	一	長	方	堂	花	生
直	屋	自	絶	議	水	無	竜	九

①	②	③	④	⑤	⑥
□	□	学	威	□	□
世	体	□	風	暴	心
□	□	□	□	□	□
代	命	活	□	棄	意

⑦	⑧	⑨	⑩	⑪	⑫
市	□	四	□	□	□
□	味	□	十	行	根
会	□	八	□	□	裏
□	臭	□	里	帰	部
員			浜		□

解答 ①一、②絶、③生、④堂、⑤自、⑥誠、⑦議、⑧無、⑨方、⑩九、⑪直、⑫屋

脳活ポイント

直感力と判断力を強化！

ヒントの漢字１つを選び、２つの空欄に当てはめて四～五字熟語を作るさいに、直感力と判断力が身につきます。さらに、想起力や語彙力の向上に役立つと考えられます。

目標時間

50代まで	60代	70代以上
10分	15分	20分

正答数　　／24問

かかった時間　　分

⑬～㉔のリスト

自　角　化　垂　愛　不　奇　合　揚
三　沈　限　即　全　億　半　恐　一

⑬ □日□善

⑭ □知□能

⑮ □要□急

⑯ 意気□□

⑰ □断□決

⑱ □分□身

⑲ □□七拍子

⑳ □妙□天烈

㉑ □学変□

㉒ □同□宿

㉓ 直□三□形

㉔ □死□生

解答　⑬一、⑭全、⑮不、⑯揚、⑰即、⑱自、⑲三、⑳奇、㉑化、㉒合、㉓角、㉔半

26日目 チラリ四字熟語

実践日

月　日

難易度❸★★★☆☆

各問、漢字が４個バラバラに並んでいますが、漢字の一部分しか見えていません。それぞれの漢字を推測し、四字熟語になるよう並べ替えてください。各ページのリストにある36文字の漢字が使われています。

❶～❾のリスト

文	主	走	六	争	山	暗	東	賢	坊	不	鳴
妻	中	存	奔	束	音	心	時	競	大	協	日
良	疑	鬼	二	三	三	四	母	生	動	西	和

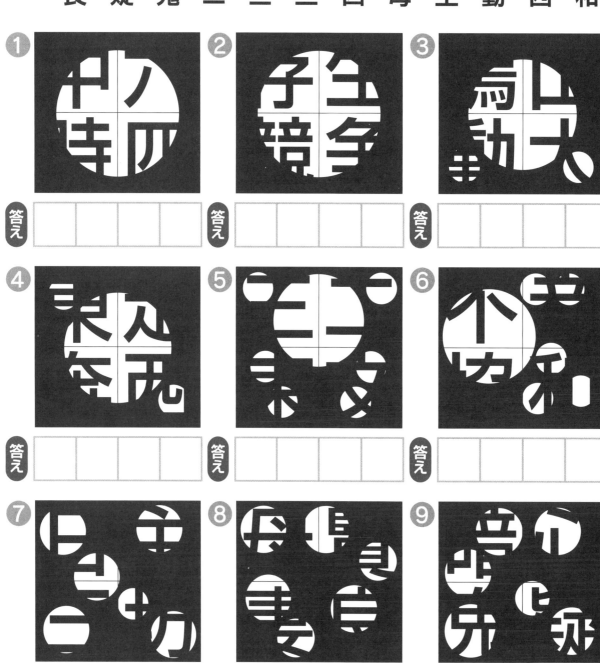

❶
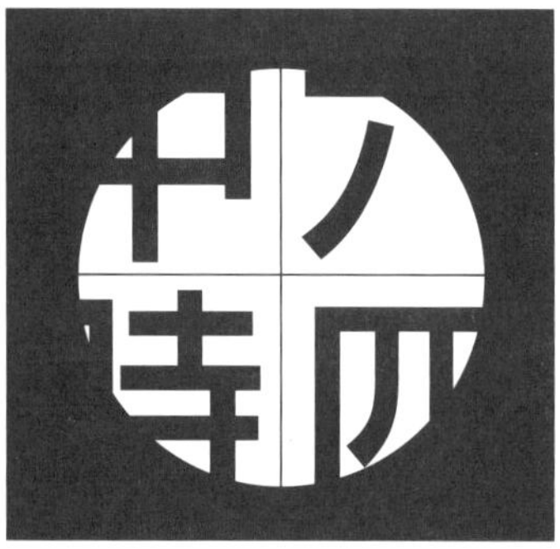

答え

❷
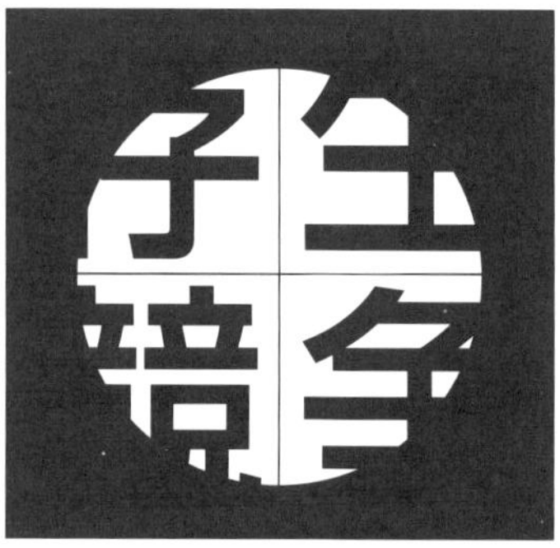

答え

❸

答え

❹
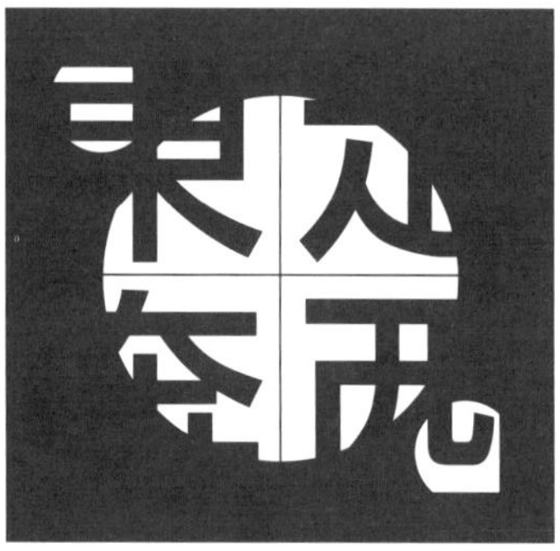

答え

❺
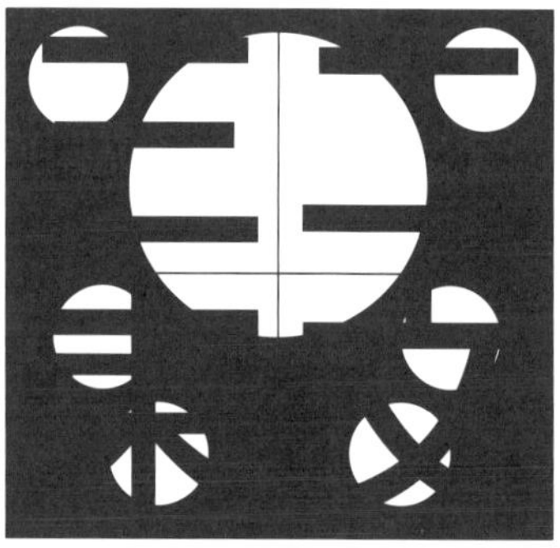

答え

❻

答え

❼

答え

❽

答え

❾
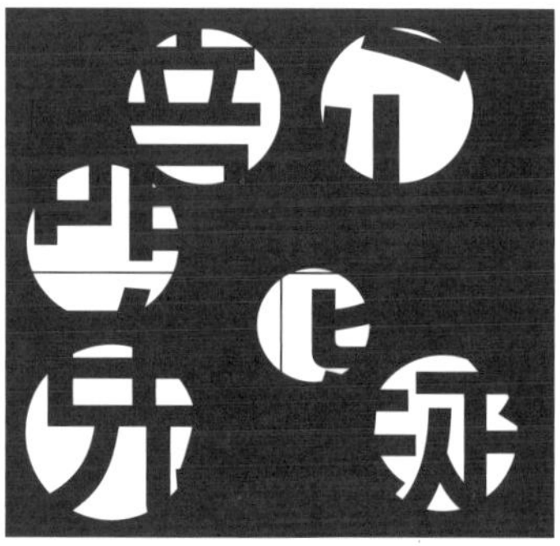

答え

解答 ❶四六時中、❷生存競争、❸大山鳴動、❹東奔西走、❺二束三文、❻不協和音、❼三日坊主、❽良妻賢母、❾疑心暗鬼

脳活ポイント

想起力やイメージ力を鍛錬

穴からチラリと見えている４つの漢字から全体を推測することで、脳のイメージ力や想起力が鍛えられます。また、注意力や推理力、直感力を養うこともできると考えられます。

目標時間

50代まで	60代	70代以上
20分	25分	30分

正答数 ／18問　かかった時間 分

⑩〜⑱のリスト

人	出	扶	正	開	我	列	断	夫	番	鬼	功
理	情	唱	相	防	専	没	一	中	助	序	婦
当	行	無	随	神	互	義	夢	口	衛	独	年

⑩
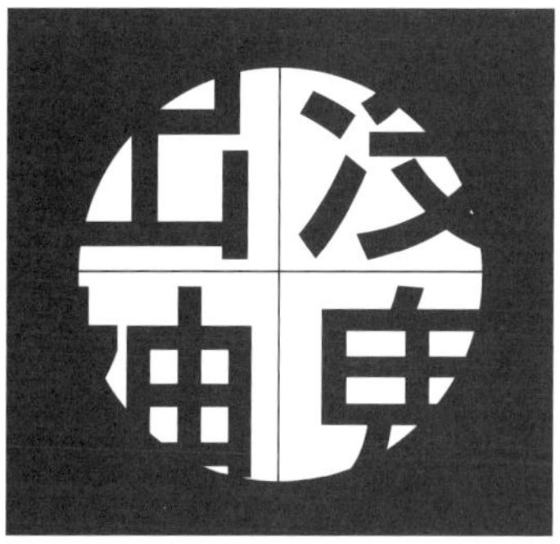
答え

⑪
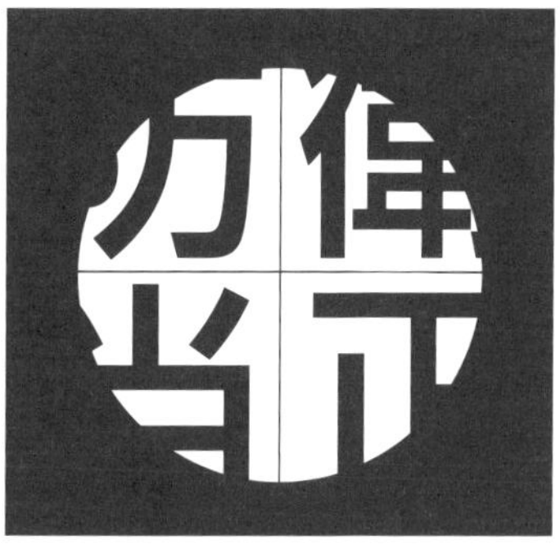
答え

⑫
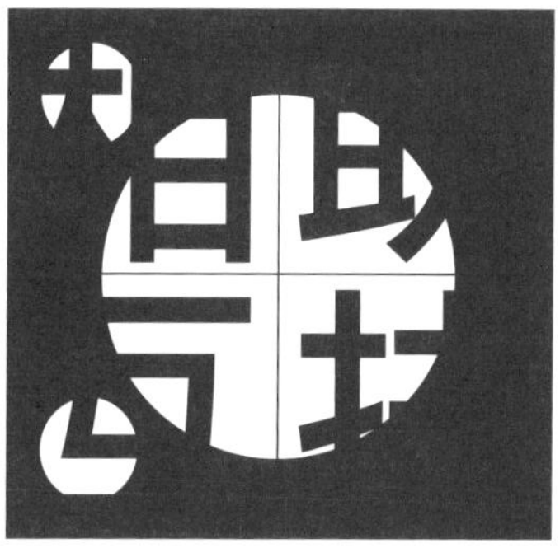
答え

⑬
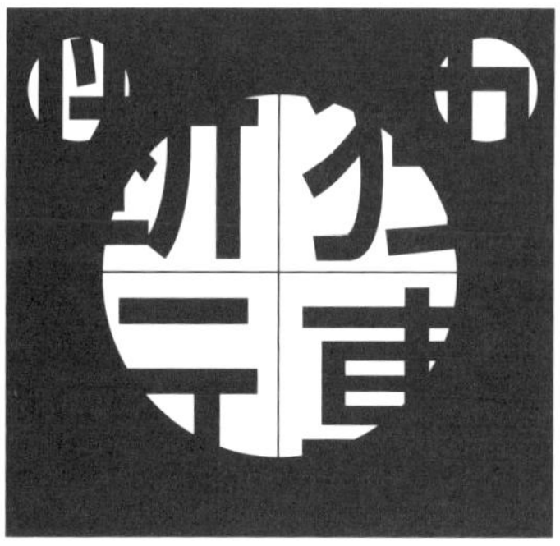
答え

⑭
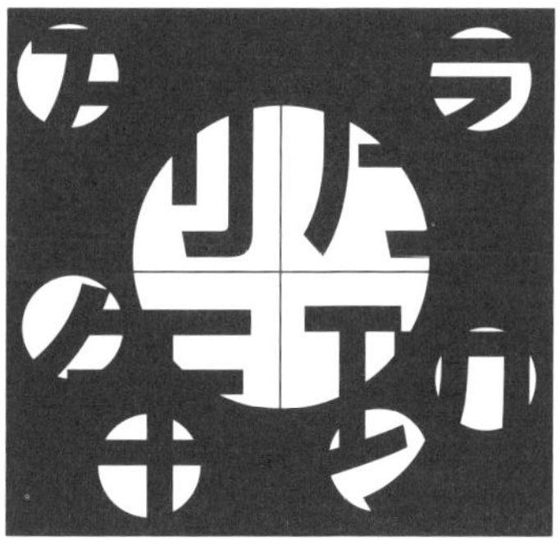
答え

⑮
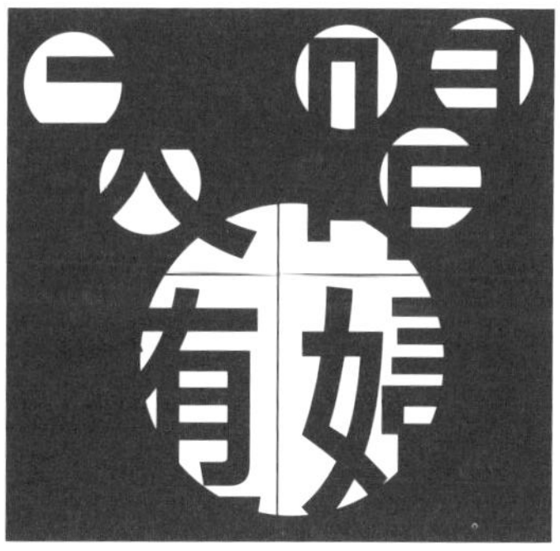
答え

⑯
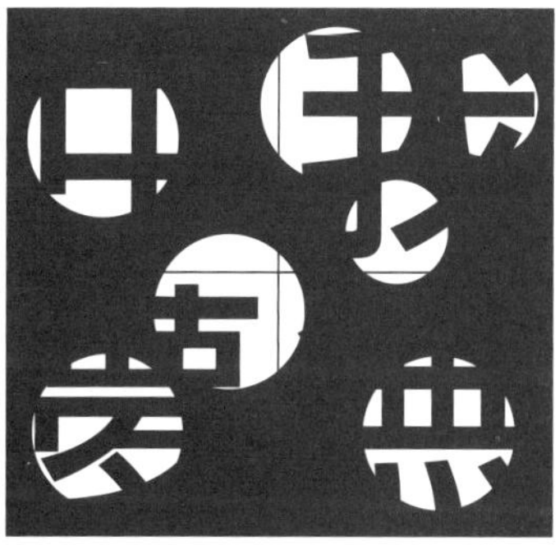
答え

⑰
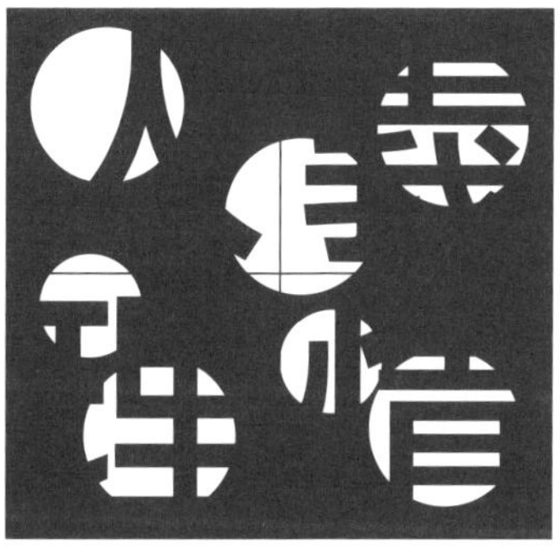
答え

⑱
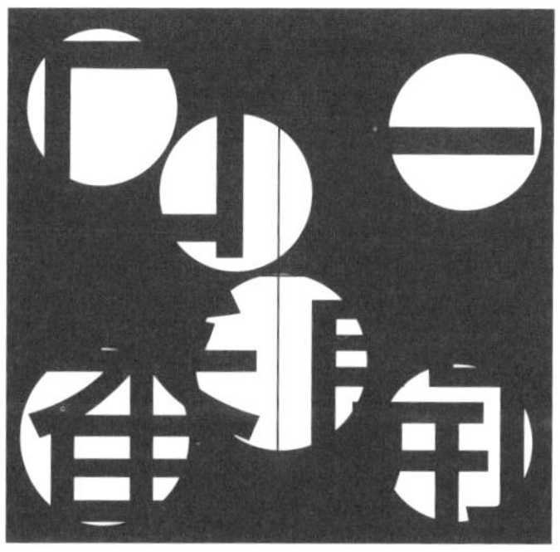
答え

解答 ⑩神出鬼没、⑪正当防衛、⑫相互扶助、⑬独断専行、⑭年功序列、⑮夫唱婦随、⑯無我夢中、⑰義理人情、⑱開口一番

27日目 正しい送り仮名二択

実践日

月　日

難易度③★★★☆☆

各問、下線が引いてある部分のひらがなを漢字に直したとき、①か②のどちらかになります。送り仮名が正しくなっているほうを選び、解答欄に①か②で記入してください。

❶ 体があつい
① 熱い
② 熱つい
答え

❷ 試合にやぶれる
① 敗る
② 敗れる
答え

❸ 宿題をかならずやる
① 必ず
② 必ならず
答え

❹ 色をつける
① 付る
② 付ける
答え

❺ 友達とわかれる
① 別る
② 別れる
答え

❻ 商品をつつむ
① 包む
② 包つむ
答え

❼ 優勝をかけてたたかう
① 戦う
② 戦かう
答え

❽ 平和をのぞむ
① 望む
② 望ぞむ
答え

❾ 月がみちる
① 満る
② 満ちる
答え

❿ 喜びいさむ
① 勇む
② 勇さむ
答え

⓫ 妻子をやしなう
① 養う
② 養なう
答え

⓬ 水をあびる
① 浴びる
② 浴る
答え

⓭ 分量をはかる
① 量る
② 量かる
答え

⓮ ほがらかな人
① 朗か
② 朗らか
答え

解答 ❶①、❷②、❸①、❹②、❺②、❻①、❼①、❽①、❾②、❿①、⓫①、⓬①、⓭①、⓮②

脳活ポイント

日ごろから注意力が喚起される

日常生活でよく見かけたり、使ったりしている漢字の送り仮名を、正確に覚えているかが試されます。何回も問題を解いているうちに、注意力が喚起され、大切なことの見落としがなくなるでしょう。

目標時間

50代まで	60代	70代以上
15分	20分	25分

正答数　／28問

かかった時間　分

⑮ 顔を上にむける
① 向る
② 向ける
答え

⑯ 上司にはむかう
① 歯向う
② 歯向かう
答え

⑰ 畑をたがやす
① 耕す
② 耕がやす
答え

⑱ おくぶかい味わい
① 奥深かい
② 奥深い
答え

⑲ たのもしい仲間
① 頼もしい
② 頼しい
答え

⑳ ボールをなげる
① 投る
② 投げる
答え

㉑ 大は小をかねる
① 兼る
② 兼ねる
答え

㉒ このましい人物
① 好しい
② 好ましい
答え

㉓ ため息をもらす
① 漏らす
② 漏す
答え

㉔ ゴミをすてる
① 捨る
② 捨てる
答え

㉕ 学校にかよう
① 通う
② 通よう
答え

㉖ 優勝をねらう
① 狙う
② 狙らう
答え

㉗ ぞうきんをしぼる
① 絞ぼる
② 絞る
答え

㉘ 体をうごかす
① 動かす
② 動ごかす
答え

解答 ⑮②、⑯②、⑰①、⑱②、⑲①、⑳②、㉑②、㉒②、㉓①、㉔②、㉕①、㉖①、㉗②、㉘①

28日目 昭和の人名ドリル

実践日

月　　日

難易度❹★★★★☆

❶～⑳は、昭和に活躍した歌手や芸術家などの紹介文です。リストから漢字を選び、それぞれの紹介文に該当する人名を解答欄に書いてください。解答欄のマスの数が人名の文字数です。

歌手

❶ 昭和32年から30年連続でＮＨＫの紅白歌合戦に出場。最後に出演した平成16年は、自身の大ヒット曲「人生いろいろ」を歌った。

答え □□□□□

❷ 昭和36年に発表した「上を向いて歩こう」は、日本のみならず米国など世界各国でヒットした。

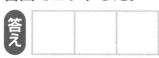

答え □□□

❸ 東京大学在学中に歌手デビューし、「知床旅情」「愛のくらし」「百万本のバラ」など多数のヒット曲がある。

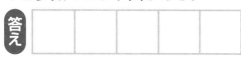

答え □□□□□

❹ 昭和55年に発売されたシングル「恋人よ」が大ヒットし、同年の日本レコード大賞金賞を受賞し、紅白歌合戦にも出場した。日本の女性シンガーソングライターの草分け。

答え □□□□

❺ もともと浪曲師だったが、昭和39年の東京オリンピックのテーマ曲「東京五輪音頭」「世界の国からこんにちは」で国民的歌手になった。

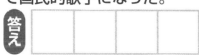

答え □□□□

❶～❺のリスト

加 九 波 倉 藤 登 五
真 子 坂 千 紀 三 子
春 輪 島 夫 代 本 弓

女優

❻ 映画『晩春』『東京物語』をはじめ、小津安二郎監督の映画にも多数出演。「永遠の処女」とも呼ばれた。小津監督の死去を機に、事実上の引退となった。

答え □□□

❼ 昭和32年に日活に入所し、映画『キューポラのある街』『愛と死を見つめて』など多数の映画に出演。タレントのタモリは彼女のファンとしても知られる。

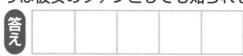

答え □□□□□

❽ 昭和36年に舞台『放浪記』の主人公・林芙美子役を演じ、平成21年までに2000回の公演を達成。喜びのあまりでんぐり返しをするシーンは有名。

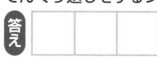

答え □□□

❾ 昭和28年の映画『君の名は』に出演し、主人公・氏家真知子を演じる。劇中での彼女のストールの巻き方は「真知子巻き」と呼ばれてブームになった。

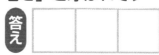

答え □□□

❿ 昭和44年の第1作以来、『男はつらいよ』主役の寅さんの妹・さくら役で人気を博した。

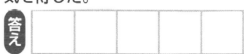

答え □□□□□

❻～❿のリスト

小 吉 惠 節 百 森 子
合 光 子 倍 惠 子 原
永 賞 千 子 岸

解答 ❶島倉千代子、❷坂本九、❸加藤登紀子、❹五輪真弓、❺三波春夫、❻原節子、❼吉永小百合、❽森光子、❾岸惠子、❿倍賞千惠子

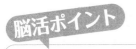

脳活ポイント

若いころの記憶が鮮明になる

記憶力が大いに試されます。昭和の若いころの記憶は、意外と鮮明に残っているはずです。さまざまな分野の有名人を思い出していくうちに、自然とその時代の出来事も鮮明に脳裏に浮かんでくるはずです。

目標時間

50代まで	60代	70代以上
30分	40分	50分

正答数 ／20問　かかった時間 分

小説家・漫画家

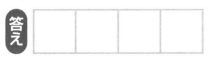

⑪ 昭和45年11月、陸上自衛隊市ヶ谷駐屯地内に立て籠もり、割腹自殺を遂げた小説家。代表作は「金閣寺」「豊饒の海」「潮騒」など。

答え □□□□□

⑫ 「点と線」「黒革の手帖」「砂の器」など社会派推理小説の名手で、映画やテレビドラマ化された作品も多い作家。

答え □□□□

⑬ 『時間ですよ』『寺内貫太郎一家』『阿修羅のごとく』など、昭和40～50年代に家族の情景を描いたテレビドラマで人気を博した女性脚本家。

答え □□□□

⑭ 「鉄腕アトム」「ジャングル大帝」「リボンの騎士」などヒット作を次々発表。戦後日本のストーリー漫画の第一人者。アニメーション作家としても活躍。

答え □□□□

⑮ 昭和21年から新聞に連載された4コマ漫画「サザエさん」の作者。テレビアニメは国民的アニメともいわれる。

答え □□□□□

⑪～⑮のリスト

邦 張 由 夫 田 松 川 治
子 本 三 紀 町 長 清 島
虫 手 子 塚 谷 向

芸術家・映画監督

⑯ 昭和18年に映画『姿三四郎』で監督デビュー。同25～60年代に『羅生門』『生きる』『七人の侍』などの名作を次々発表した映画監督。

答え □□□

⑰ 昭和５～15年までフランスで過ごして前衛芸術に触れた。「芸術はバクハツだ」の言葉で広く知られ、昭和45年の大阪万博では「太陽の塔」を制作した芸術家。

答え □□□□

⑱ 「日本のゴッホ」と呼ばれた軽度知的障害のあるちぎり絵の画家。テレビドラマ『裸の大将放浪記』のモデルにもなった。

答え □□□

⑲ 昭和29年の映画『ゴジラ』で特技監督を務め、特撮の神様と呼ばれた。

答え □□□□

⑳ 昭和20～30年代に映画『晩春』『東京物語』『秋刀魚の味』など優れた作品を次々と発表し、独特の映像美で世界的にも高く評価された映画監督。

答え □□□□□

⑯～⑳のリスト

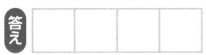

清 小 郎 澤 谷 本 岡
太 二 円 二 安 黒 下
英 津 郎 山 明

解答 ⑪三島由紀夫、⑫松本清張、⑬向田邦子、⑭手塚治虫、⑮長谷川町子、⑯黒澤明、⑰岡本太郎、⑱山下清、⑲円谷英二、⑳小津安二郎

29日目 漢字熟語しりとり

実践日 月 日

難易度4 ★★★★☆

ヒントの漢字を全部用いて二字熟語・三字熟語・四字熟語のしりとりを作ります。熟語の末尾の漢字が次の熟語の先頭にきます。答えの最初と最後の漢字は重複しません。うまくつないで、マスをうめてください。

①
電 順 十 老 路
五 海 面 音 車

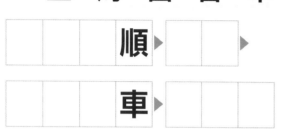

□□□順 ▶ □□ ▶
□□□車 ▶ □□□

②
馬 戦 木 奮 争
闘 心 力 転 回

□□□馬 ▶ □□ ▶
□□□闘 ▶ □□□

③
証 夜 倉 中 写 分
真 校 明 学 身 造

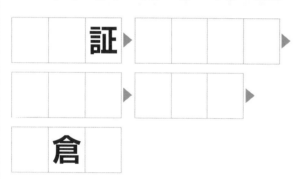

□□証 ▶ □□□□ ▶
□□□ ▶ □□□ ▶
□倉□

④
年 無 幕 本 室 肝
茶 町 休 府 中 日

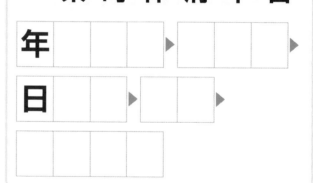

年□□□ ▶ □□□ ▶
日□□ ▶ □□ ▶
□□□□

⑤
同 投 料 注 気 不 席
意 理 尽 会 合 窓

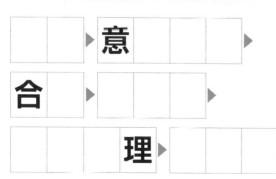

□□ ▶ 意□□□ ▶
合□ ▶ □□□ ▶
□□□理 ▶ □□□

⑥
空 子 枯 竹 衰 孫 手
梅 盛 繁 拍 栄 雨 松

□□□ ▶ □□空 ▶
□□ ▶ □□子 ▶
□□□□ ▶ □□盛□

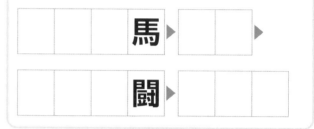

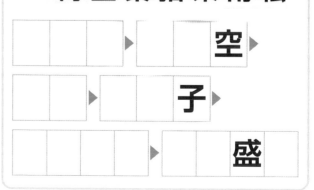

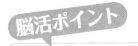

脳活ポイント

言語中枢を一段と磨く！

熟語をしりとりのようにつなげて並べることで、言語中枢である側頭葉を活性化させる効果が期待できます。また、想起力と洞察力、情報処理力も大いに鍛えられます。

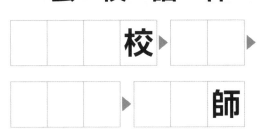

目標時間

50代まで	60代	70代以上
40分	50分	60分

正答数 ／12問　かかった時間 分

⑦ 学 歌 曲 間 師
芸 校 謡 林

□□□校 ▶ □□ ▶
□□□ ▶ □□師

⑧ 箱 船 突 出 街
行 道 世 飛 具

□□ ▶ □□船 ▶ □□ ▶
□□□道 ▶ □□□

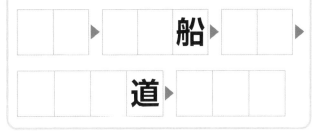

⑨ 記 砕 元 薄 骨 外
力 粉 号 身 素

□□□ ▶
□□□□ ▶ □□ ▶
□□□号 ▶ □□

⑩ 一 集 唯 短 離 長
車 距 散 合 一 水

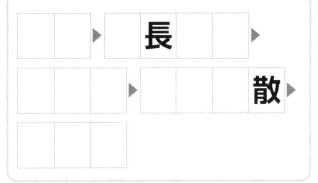

□□ ▶ 長□□ ▶
□□□ ▶ □□□散 ▶
□□□

⑪ 心 校 慣 行 活 例 機
生 単 一 習 本 転

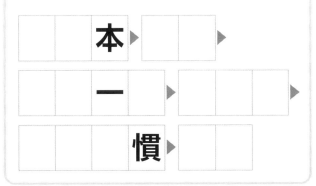

□□本 ▶ □□ ▶
□□一□ ▶ □□□ ▶
□□□慣 ▶ □□

⑫ 介 野 実 絵 金 類 顔
根 空 魚 似 事 菜 無

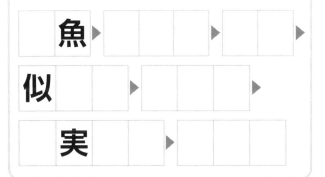

□魚 ▶ □□□ ▶ □□ ▶
似□□ ▶ □□□ ▶
□実□□ ▶ □□□

※解答は87ページをご覧ください

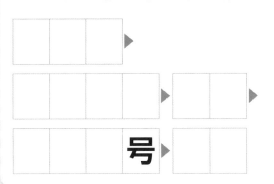

30日目 漢字推理ドリル

実践日

月　日

難易度5★★★★★

各問、A～Hの各マスに漢字1字を入れ、それぞれ三字熟語か四字熟語にしてください。❶～❹各問の番号が同じマスには、同じ漢字が入ります。熟語が1つできるごとに正解とします。

❶

Ⓐ 遺［①］［②］［③］

ヒント 死後の手続き

Ⓑ［①］婦［④］［⑤］

ヒント レディースクリニック

Ⓒ［②］［⑥］［②］愛

ヒント 互いに好き

Ⓓ［⑦］［⑥］議

ヒント 予想外

Ⓔ［⑧］［⑨］［⑦］乱

ヒント ほかのことには目もくれず

Ⓕ［⑦］養［⑩］

Ⓖ［⑧］［⑩］［⑪］命

Ⓗ［④］［⑩］［②］［⑫］

❷

Ⓐ［①］衆［②］

ヒント アメリカやメキシコ

Ⓑ［③］［①］［④］宅

ヒント アパートやマンション

Ⓒ［④］［⑤］票

ヒント 今はコンビニでも取得可能

Ⓓ［②］［⑥］［⑦］員

ヒント 選挙で決定

Ⓔ［⑦］［⑧］録

ヒント 会合の内容をまとめたもの

Ⓕ 忘［⑨］［⑥］

Ⓖ［⑨］中［⑩］［⑧］

Ⓗ［②］［⑤］［⑨］［⑪］

解答 ❶Ⓐ遺産相続、Ⓑ産婦人科、Ⓒ相思相愛、Ⓓ不思議、Ⓔ一心不乱、Ⓕ不養生、Ⓖ一生懸命、Ⓗ人生相談
❷Ⓐ合衆国、Ⓑ集合住宅、Ⓒ住民票、Ⓓ国会議員、Ⓔ議事録、Ⓕ忘年会、Ⓖ年中行事、Ⓗ国民年金

脳活ポイント

直感力と推理力を鍛える

空欄に入る漢字をパズルのように推理するため、直感力や推理力、想起力が鍛えられます。また、言語をつかさどる側頭葉が活性化し、国語力や語彙力の鍛錬にも大いに役立つと考えられます。

目標時間

50代まで	60代	70代以上
20分	25分	30分

正答数 ／32問　かかった時間 分

3

A ①□ 限 ②□
ヒント ∞

B ②□ ③□ ④□ 列
ヒント 参勤交代

C ⑤□ ⑥□ ①□ 根
ヒント でたらめ

D ⑦□ 生 ②□ ⑤□
ヒント 「執着しすぎ」という意味の四字熟語

E ⑧□ ⑦□ 賞
ヒント 宝くじの1等

F ②□ ⑨□ 館

G 有 ③□ ①□ ⑥□

H ⑥□ ⑩□ ④□ ⑨□

4

A 駐 ①□ ②□
ヒント パーキング

B 名 ②□ ③□
ヒント 映画の感動シーン

C 喜 ④□ ⑤□ ③□
ヒント うれしさが顔にあふれ出る

D 蛍 ⑥□ ④□
ヒント ネオンカラー

E ⑦□ ⑥□ ⑧□ 火
ヒント 目にも留まらぬ速さ

F 七 ③□ ⑨□

G 一 ⑧□ ⑩□ ⑨□

H ⑤□ ⑪□ ⑦□ ①□

解答 ③Ⓐ無限大、Ⓑ大名行列、Ⓒ事実無根、Ⓓ後生大事、Ⓔ前後賞、Ⓕ大使館、Ⓖ有名無実、Ⓗ実力行使、④Ⓐ駐車場、Ⓑ名場面、Ⓒ喜色満面、Ⓓ蛍光色、Ⓔ電光石火、Ⓕ七面鳥、Ⓖ一石二鳥、Ⓗ満員電車

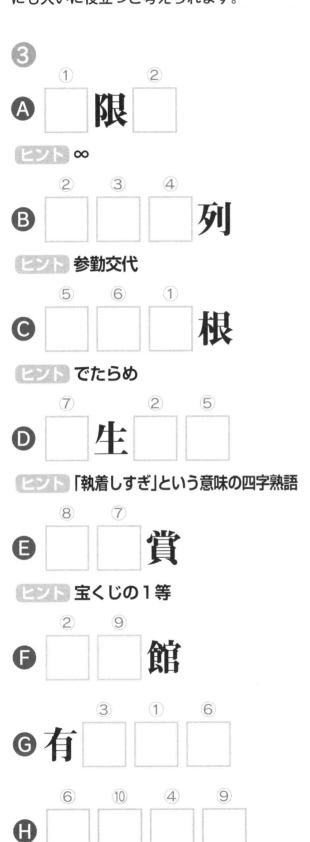

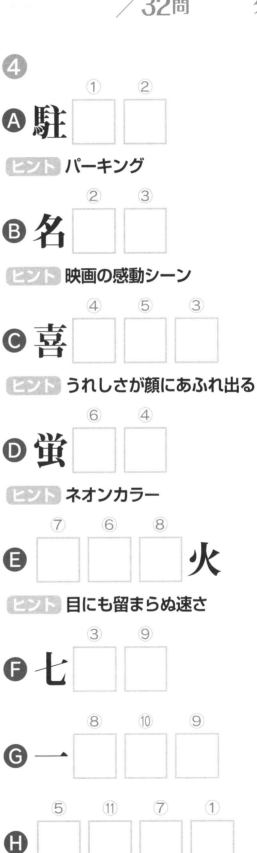

漢字脳活ひらめきパズル㉑　解答

7日目　読み仮名しりとり

❶⑤③①②⑥④(すし→しめんそか→かいさいこく→くろしお→おんせんやど→どくしょかんそうぶん)、

❷④⑤①③②⑥(はまや→やまなかこ→こうせいろうどうしょう→うずしお→おうごんじだい→いくどうおん)、

❸④③⑤①⑥②(びゃくや→やたいぼね→ねんこうじょれつ→つきみそう→うんせい→いどばたかいぎ)、

❹③⑥②④①⑤(たいおんけい→いろり→りくじょうきょうぎじょう→うきよえ→えいきゅうし→しきんちょうたつ)、

❺⑥②④③⑤①(たいこばら→らっかんてき→きしょうよほうし→しか→かくていしんこく→くんせい)、

❻③⑤①④②⑥(いちにんまえ→えてふえて→てんち→ちんたいけいやく→くみあいひ→ひゃくめんそう)、

❼⑥④②⑤③①(たいほ→ほっぽうりょうど→どうみょうじ→じだんだ→だんご→ごじっぽひゃっぽ)、

❽④⑤①②③⑥(こうへいむし→しった→たこくせききぎょう→うえき→きゅうかんちょう→うちょうてん)

❾①④②⑤③⑥(ちほうじちたい→いふうどうどう→うみかぜ→ぜんごふかく→くじゅうくりはま→まいぞうきん)、

❿⑥②⑤③①④(えんきょりれんあい→いそうろう→うじきんとき→きんぎょばち→ちよがみ→みそじ)、

⓫④②⑥①⑤③(かってぐち→ちきゅうぎ→ぎじろく→くろうと→とうめいこうそくどうろ→ろこつ)、

⓬②①⑤③⑥④(まんようしゅう→うき→きぬおりもの→のざわな→なんたいどうぶつ→つがるしゃみせん)、

⓭⑤①④③②⑥(よち→ちんこんか→かんし→しんけいすいじゃく→くうぜんぜつご→ごがつにんぎょう)、

⓮③⑥①②④⑤(しらぬい→いんしょうそうさ→さざんか→かっぽうぎ→ぎゅういんばしょく→くふう)、

⓯⑥④⑤②①③(あいにく→くろうばなし→しじ→じいしきかじょう→うんめいきょうどうたい→いざかや)、

⓰④⑥②③⑤①(しようまっせつ→つうしんぼ→ぼせい→いたんじ→じんつうりき→ききいっぱつ)

その他のドリルの解答は各ページの下欄に記載しています。

14日目 漢字熟語しりとり

❶ 調式爽退快和辞

爽快▶快調▶調和▶和式▶式辞▶辞退

❷ 忙根点多球拠数

球根▶根拠▶拠点▶点数▶数多▶多忙

❸ 走介裂鮮助魚破

鮮魚▶魚介▶介助▶助走▶走破▶破裂

❹ 付供録面寄画子

寄付▶付録▶録画▶画面▶面子▶子供

❺ 司以釈参会降上

以降▶降参▶参上▶上司▶司会▶会釈

❻ 示熱添意加談表

添加▶加熱▶熱意▶意表▶表示▶示談

❼ 馬入撤券門収出

撤収▶収入▶入門▶門出▶出馬▶馬券

❽ 里菜手郷切親前

郷里▶里親▶親切▶切手▶手前▶前菜

❾ 屈代年閏始理末

閏年▶年始▶始末▶末代▶代理▶理屈

❿ 途楽用田方器向

田楽▶楽器▶器用▶用途▶途方▶方向

⓫ 区筆地像執跡画

執筆▶筆跡▶跡地▶地区▶区画▶画像

⓬ 足号過遠音疎符

過疎▶疎遠▶遠足▶足音▶音符▶符号

⓭ 集果際収結実限

収集▶集結▶結果▶果実▶実際▶際限

⓮ 栄機接冠見待会

接待▶待機▶機会▶会見▶見栄▶栄冠

⓯ 税導刻率遅印先

遅刻▶刻印▶印税▶税率▶率先▶先導

⓰ 住庫存推所移在

推移▶移住▶住所▶所存▶存在▶在庫

漢字脳活ひらめきパズル㉑ 解答

22日目 読み仮名しりとり

❶⑥②⑤①④③(こうけいき→きんびょうぶ→ぶつり→りちぎ→ぎりにんじょう→ういてんぺん)、

❷②④⑥③⑤①(こはるびより→りょうさいけんぼ→ぼんのう→うわき→きょうだいしまい→いんし)、

❸③①⑤②④⑥(おば→ばくまつ→つくだに→にんきしょうばい→いつわ→わかおかみ)、

❹④⑥②①⑤③(ばんこくはくらんかい→いろけ→けっとうち→ちか→かまくらばくふ→ふうこうめいび)、

❺⑤③⑥②④①(しゅふ→ふしあな→なんぼくちょう→うらじ→じごうじとく→くしだんご)、

❻②⑤④①⑥③(ちょきんばこ→こいびと→とうか→かいおうせい→いしゅかくとうぎ→ぎんじょうしゅ)、

❼⑥①③⑤②④(こもりうた→たねがしま→まくした→たんご→ごぶごぶ→ぶたいあいさつ)、

❽③⑥②①④⑤(きゅうけつき→きゃくたんか→かんこく→くうぜんぜつご→ごえつどうしゅう→うぞうむぞう)

❾④①⑤⑥③②(きんいっぷう→うんてんせき→きさい→いちげんこじ→じきゅうじそく→くうりくうろん)、

❿②⑥①④⑤③(ゆだんたいてき→きしょうてんけつ→ついたて→てびょうし→しらこ→ここんとうざい)、

⓫⑤③②⑥①④(はんがく→くせもの→のざわな→なまいき→きゅうてんちょっか→かんむりょう)、

⓬⑥②⑤①④③(せんじょうこうすいたい→いっちょういっせき→きと→ときょうそう→うつのみや→やえざくら)、

⓭③①⑥④②⑤(えんてんか→かみそり→りゅうとうだび→びじれいく→くみあい→いこじ)、

⓮⑤②④①⑥③せっさたくま→まんが→がくぶち→ちくぜんに→にじゅうぞこ→こうとうむけい)、

⓯①⑤③②⑥④(ぞうきばやし→しょうそ→そうげんたいご→ごうがい→いちぼうせんり→りそうきょう)、

⓰⑤⑥①④②③(きんだいし→しっこうゆうよ→よまいごと→とくめい→いっせきにちょう→うてんちゅうし)

その他のドリルの解答は各ページの下欄に記載しています。

29日目 漢字熟語しりとり

❶ 電 順 十 老 路
五 海 面 音 車

五十音順 ▸ 順路 ▸
路面電車 ▸ 車海老

❷ 馬 戦 木 奮 争
闘 心 力 転 回

回転木馬 ▸ 馬力 ▸
力戦奮闘 ▸ 闘争心

❸ 証 夜 倉 中 写 分
真 校 明 学 身 造

身分証 ▸ 証明写真 ▸
真夜中 ▸ 中学校 ▸
校倉造

❹ 年 無 幕 本 室 肝
茶 町 休 府 中 日

年中無休 ▸ 休肝日 ▸
日本茶 ▸ 茶室 ▸
室町幕府

❺ 同 投 料 注 気 不 席
意 理 尽 会 合 窓

注意 ▸ 意気投合 ▸
合同 ▸ 同窓会 ▸
会席料理 ▸ 理不尽

❻ 空 子 枯 竹 衰 孫 手
梅 盛 繁 拍 栄 雨 松

松竹梅 ▸ 梅雨空 ▸
空手 ▸ 手拍子 ▸
子孫繁栄 ▸ 栄枯盛衰

❼ 学 歌 曲 間 師
芸 校 謡 林

林間学校 ▸ 校歌 ▸
歌謡曲 ▸ 曲芸師

❽ 箱 船 突 出 街
行 道 世 飛 具

突飛 ▸ 飛行船 ▸ 船出 ▸
出世街道 ▸ 道具箱

❾ 記 砕 元 薄 骨 外
力 粉 号 身 素

薄力粉 ▸
粉骨砕身 ▸ 身元 ▸
元素記号 ▸ 号外

❿ 一 集 唯 短 離 長
車 距 散 合 一 水

唯一 ▸ 一長一短 ▸
短距離 ▸ 離合集散 ▸
散水車

⓫ 心 校 慣 行 活 例 機
生 単 一 習 本 転

単行本 ▸ 本心 ▸
心機一転 ▸ 転校生 ▸
生活習慣 ▸ 慣例

⓬ 介 野 実 絵 金 類 顔
根 空 魚 似 事 菜 無

金魚 ▸ 魚介類 ▸ 類似 ▸
似顔絵 ▸ 絵空事 ▸
事実無根 ▸ 根野菜

毎日脳活スペシャル
漢字脳活 ひらめきパズル㉑

編集人	小西伸幸
企画統括	石井弘行　飯塚晃敏
編　集	株式会社わかさ出版／谷村明彦
装　丁	カラーズ
本文デザイン	石田昌子
写　真	石原麻里絵（fort）　Adobe Stock
イラスト	Adobe Stock
発行人	山本周嗣
発行所	株式会社　文響社
	ホームページ　https://bunkyosha.com
	お問い合わせ　info@bunkyosha.com
印　刷	株式会社　光邦
製　本	古宮製本株式会社

本書のドリル問題は、一部を除き『脳活道場』（わかさ出版刊）に掲載されたものを一部改変の上、収録しています。